症例から考える 針筋電図

神経筋疾患の診断にどう活用するか

著

関口兼司
神戸大学大学院医学研究科神経内科学准教授

幸原伸夫
神戸市立医療センター中央市民病院神経内科部長

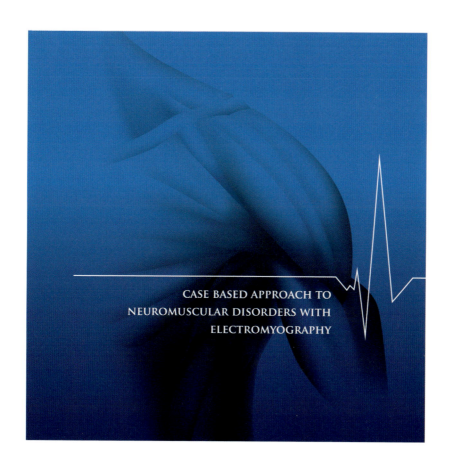

CASE BASED APPROACH TO
NEUROMUSCULAR DISORDERS WITH
ELECTROMYOGRAPHY

診断と治療社

執筆者紹介

関口兼司(せきぐちけんじ)

1997年3月　神戸大学医学部医学科卒業．神戸市立中央市民病院で初期研修ののち，兵庫中央病院，横浜労災病院で神経内科を学び，2005年神戸大学大学院医学研究科博士課程卒業．大学院在学中に神戸市立中央市民病院に通い幸原部長に筋電図の指導を受ける．社会保険神戸中央病院神経内科での勤務後，2008年に神戸大学医学部附属病院に神経内科特定助教として赴任．2013年同特命講師，2017年同准教授となり現在に至る．

幸原伸夫(こうはらのぶお)

1980年3月　金沢大学医学部医学科卒業．1980年4月より京都大学医学部附属病院老年科研修医，いくつかの病院に勤務ののち1991年10月より京都大学医学部神経内科(木村淳教授)医員，助手，院内講師，2001年1月　神戸市立中央市民病院(現神戸市立医療センター中央市民病院)神経内科に移る．現在，副院長，神経内科部長(兼任)，リハビリテーション部長(兼任)

序文

　筋電図や脳波といった臨床神経生理検査は神経内科専門研修の中で必ず習得すべき技術とされている．特に神経筋疾患の診断に用いる針筋電図検査は，検査を行う技術と結果を解釈する能力の両方を習得しなければならず，紙面からの情報だけでは不十分で，指導者について実践で学ぶ必要がある．実際には適切な指導者が身近にいない場合のほうが多く，本を片手に悩みながら検査に取り組む人が多いであろう．筆者もレジデントのころに手にした日本語の教科書を何度も読み返し針電極を患者さんに刺入していたが，そこに記載されている文章は何を意味しているのか，そこに載っている波形と目の前の患者さんの波形が同じものなのか違うものなのか，判然とせぬこともも多かった．せっかく患者さんに痛みを我慢してもらって検査に取り組んだものの，解釈に困る結果しか得られず，もやもやとした説明しかできなかったこともあった．針筋電図には，時間とともに画面上で姿を変える「波形」とその音声表現である「音」をリアルタイムに検者が認識して，そこから連続的に得られる主観的な"印象"を，客観的な"所見"に頭の中で自動翻訳するという特有の難しさがあり，職人芸と言われても仕方のない側面もある．残念ながら職人は師匠の元でしか育たない．

　本書はそんな指導者不足を改善するために共著者の幸原先生が関西で定期開催している若い神経内科医向けの筋電図勉強会「筋電図塾」の中で，筆者が受け持たせてもらった"Neurogenic or Myopathic?"というコーナーで提示した症例を中心にまとめた，実践的な針筋電図の教本である．このコーナーは，臨床像と針筋電図を提示し，神経原性か筋原性のどちらだと思うかを参加者に問い，幸原先生も参加者と一緒に考え，コメントをしながら答えを出し，最後に筋生検や遺伝子解析の結果で診断を提示するといった形式で始まった．これが比較的評判がよかったためシリーズ化し，徐々に症例が増え本書執筆時点で 40 例を越えた．それぞれ神戸大学病院で経験した印象深い症例ばかりである．レジデントが検査したために記録の質が今一つのものも含まれているが，それも実態に即したものなので，理想的な記録を出すよりもかえってよいと考えている．この 7 年間で得られた所見を集めると，臨床の現場で針筋電図検査を行うときに必要になる知識や技術がほぼ網羅されたと考えられ，より多くの人に役立ててもらうために纏めて出版したいと考えた．実際には発案から出版までは 2 年間が費やされた．この時間の多くは「どうしたらテキストを読みながら実際の波形を見られるか」を試行錯誤する時間であった．DVD や USB を添付しても紛失したり十分な時間がないことを理由にあまり活用されないことは自らが経験していた．最終的にはスマートフォン，タブレット，PC を用い web 上に置いた波形データにアクセスしながら解説を読むという形式でこの問題を解決することができた．技術の進歩によりこれまで得られなかった学習体験が可能になり，筋電図塾に参加しなくても入塾体験ができるようになったと自負している．スマートフォンでも見る（聴く）ことができるが，できれば大きな画面と大きな音で再生しながら本書を活用していただき，針筋電図の面白さを感じていただければ筆者としてはこの上ない喜びである．

　総論となる針筋電図の基本は塾長である幸原先生が執筆し，症例は筋電図塾の際の資料をもとに関口が執筆後，塾長と波形を含めて discussion し練り上げて最終的な形とした．症例は基本症例編と発展症例編に分けているので，総論と基本症例編を読んでいただくだけでも筋電図に対する認識と理解が大きく拡がると思う．

　最後に，症例の筋病理に関して適切なご助言をいただいた国立精神・神経医療研究センター　西野一三先生，いつもわがままな要求に応えてくださる日本光電工業株式会社　枝 健吾氏，一緒に患者さんを診てくれた神戸大学神経内科の過去のレジデント諸君，臨床神経学をご指導いただいた苅田典生先生，戸田達史先生（神戸大学元教授），ともに学んだ筋電図塾の塾生の皆さん，痛い検査に耐えてくださり，筋病理写真の提示に快く同意いただいた患者さんたちに感謝の意を表したい．また本書の出版に際して無理を聞き入れ尽力いただいた診断と治療社の堀江康弘編集部長，荻上文夫氏に深謝申し上げる．

2017 年 10 月

関口兼司

『症例から考える針筋電図 ─神経筋疾患の診断にどう活用するか─』
CONTENTS

執筆者紹介 …………………………………………………………………… ii
序文 …………………………………………………………………………… iii
CONTENTS …………………………………………………………………… iv
診断名一覧 …………………………………………………………………… vi
「筋電図塾」とは ……………………………………………………………… vii
略語一覧 ……………………………………………………………………… viii
動画再生方法 ………………………………………………………………… ix

Ⅰ 総論：針筋電図の基本

幸原伸夫

- ❶ 針筋電図の原理 ………………………………………………………… 2
- ❷ 運動単位（motor unit）を理解する …………………………………… 5
- ❸ 針筋電図の目的 ………………………………………………………… 8
- ❹ 針筋電図の記録方法 …………………………………………………… 8
- ❺ 自発放電 ………………………………………………………………… 9
- ❻ 運動単位電位の形態，動員様式，数，安定性をみる ……………… 16
- ❼ 針筋電図の解釈で大切なこと ………………………………………… 24

確認問題 ………………………………………………………………… 25

Ⅱ 基本症例編

関口兼司

- 症例1　High amplitude MUP／大腿前面筋萎縮 …………………………… 28
- 症例2　Early recruitment／高ＣＫ血症の統合失調症例 ………………… 36
- 症例3　Small hand muscle atrophy／左握力低下とふるえを訴える若年男性 …… 46
- 症例4　Giant MUP／両手指振戦と歩行困難 ……………………………… 54
- 症例5　Fasciculation potential／上腕の筋のぴくつきと脱力 …………… 64
- 症例6　Myogenic change／緩徐進行性の大腿筋萎縮 …………………… 74

III 発展症例編

関口兼司

症例7	Shoulder weakness ／両上肢挙上困難	84
症例8	Myopathic MUP ／指屈曲困難	92
症例9	Endplate spike ／微熱，皮疹，口内炎，関節痛をきたした症例	102
症例10	Low amplitude MUP ／歩行障害をきたした強皮症の高齢女性	110
症例11	Myotonic discharge ／大腿の張りを訴える大酒家例	120
症例12	Distal myopathy ／つま先立ち困難	128
症例13	Complex repetitive discharge ／大腿四頭筋筋力低下	136
症例14	Satellite potential ／CK高値の頸椎症	144
症例15	Positive sharp waves ／眼瞼下垂・嚥下困難	152
症例16	Myokymic discharge ／大腿筋の不随意運動	160
症例17	Central weakness ／右手指筋萎縮	168

索引 …… 177

1 Fibrillation potential と PSW の臨床的重要性　13
2 力と運動単位　24
3 針電極刺入時のコツ　45
4 可聴域と筋電図信号　52
5 随意収縮時の針筋電図評価の tips　53
6 針筋電図と超音波検査　58
7 A-D 変換と記録　63
8 Fasciculation potential の待機時間　73
9 サイズの原理　82
10 サンプリング周波数　88
11 運動終板　91
12 針の直径と MUP の大きさ　100
13 定量的評価と定性的評価　109
14 量子化　113
15 頸椎症性脊髄症／神経根障害の針筋電図　151
16 感度　155
17 検査結果報告書の作成　164
18 外部スピーカー接続　172
19 モノポーラー（単極）針と single fiber（単線維）針　176

診断名一覧

●神経原性疾患

運動ニューロン疾患／筋萎縮性側索硬化症（MND/ALS）	症例5	64
脊髄性筋萎縮症（SMA）	症例1	28
球脊髄性筋萎縮症（SBMA）	症例4	54
平山病	症例3	46

●筋原性疾患

多発筋炎（PM）	症例2	36
封入体筋炎（IBM）	症例8	92
皮膚筋炎＜無筋症性＞（CADM）	症例9	102
アルコール性ミオパチー	症例11	120
強皮症関連ミオパチー（SSc）	症例10	110
Becker型筋ジストロフィー（BMD）	症例6	74
顔面肩甲上腕型筋ジストロフィー（FSHD）	症例7	84
ネマリンミオパチー	症例12	128
抗SRP抗体陽性免疫介在性壊死性ミオパチー（IMNM）	症例14	144
眼咽頭型筋ジストロフィー（OPMD）	症例15	152
Rimmed vacuoleを伴う慢性ミオパチー	症例13	136

●その他

Cramp-fasciculation症候群（抗VGKC抗体陽性）	症例16	160
頭頂葉性筋萎縮症	症例17	168

「筋電図塾」とは

　筋電図塾は2005年に幸原先生の呼びかけで始まった関西の若手医師のための筋電図をはじめとした神経電気診断の自主的な勉強会の名称です．参加者は"塾長"の幸原先生以外は基本的に若いレジデントで，日常臨床で困った症例や検査結果を持ち寄って，波形を提示しながら指導を受けて皆で一緒に学んでいくイベントです．関西一円の色々な病院で働いている人が集いやすいように，新大阪駅前の貸会議室を利用して年に3回ほど開催しています．参加資格も費用も何もないので口コミで広まって，これまで多くの人が参加してくださり，2017年現在までずっと途切れることなく続いています．2008年に作成したホームページに載っている「塾長あいさつ」をみるとどんな雰囲気かわかると思います．

関口兼司

塾長あいさつ

　今から20年近く前のことですが，私は京都のある病院で働いていました．そのまえ東京の病院にいたころに先輩医師に少しだけ筋電図の手ほどきを受けましたが，ほとんど独学で患者さんの検査をしていました．どうしてこんなふうに波形が記録されるのだろうか，とかわからないことだらけで，まわりに聞ける人もいない環境での唯一の指標はそのころ初版が出版された木村淳先生の有名な英語の教科書だけでした（てっきり日系2世の先生だと思っていました）．その木村先生が，突然京大に教授としてやってきて電気生理のカンファレンスが始まりました．これはオープンで京大だけでなく，京都近郊からいろいろな人が参加していました．当時木村先生とも面識のないアマチュア筋電図愛好家の私は，プロの前で自分が批判に耐えるだけの検査ができているのかということにまったく自信がなかったのですが，このようなカンファレンスがあることを聞きつけともかくも出かけてゆき，症例を毎回必ず発表しました．なにしろ聞いている人は2世かと思っていた米国筋電図電気診断学会の理事長ですから最初は相当に緊張して症例を持っていったものです．今から考えると間違ったこともたくさんしゃべりましたが，でもこのときの経験は自分の方向性が間違っていないことを知ることになりその後の自信にもなりました．木村先生が多忙なためにカンファレンスは間遠になり数年で消滅しましたが，その頃の思いが数年前にこの筋電図塾を始めた最大の理由です．

　当時と比べて筋電図ができる人はかなり増えましたが，まだまだ指導者に恵まれない場所で働いている人も多いと思います．自己流に陥っていないか不安に思っている先生もたくさんいるでしょう．この不安はまさに20年前の僕の気持なのです．筋電図は趣味の検査ではありません．実際に患者の診断や治療に直結するきわめて大切な検査だから，必要最低限のことは自分で判断できなければなりません．これは腱反射の意義が理解できない医者が許されないのと等価です．そんな思いを込めてこの会をおこなっています．

　「筋電図塾」とは最近の何でも懇切丁寧に教えてくれる進学塾の「塾」ではなく，「適塾」「松下村塾」など志のあふれた人々が集った時代の塾と同じようにありたいとの思いで命名したものです．何よりも意欲のある医師の参加を求めます．どのような病院につとめていようとどのような大学に属していようと関係ありません．筋電図を通じて神経臨床診断をより確かなものとしたいとのパッションを持つ人が切磋琢磨できる場所を提供するのが目的です．

　では筋電図塾であいましょう．

塾長：幸原伸夫

略語一覧

略　語	正　名	和　名
APB	abductor pollicis brevis	短母指外転筋
ATR	Achilles tendon reflex	アキレス腱反射
bic.	biceps brachii	上腕二頭筋
BTR	biceps tendon reflex	上腕二頭筋反射
CMAP	compound muscle action potential	複合筋活動電位
CRD	complex repetitive discharge	複合反復放電
del.	deltoid	三角筋
div	division	目盛
EHL	extensor hallucis longus	長母趾伸筋
f. abd.	finger abductors	手指外転筋群
f. ext.	finger extensors	手指伸筋群
f. flx.	finger flexors	手指屈筋群
FDP	flexor digitorum profundus	深指屈筋
Fib, fib	fibrillation potential	線維自発電位
FPB	flexor pollicis brevis	短母指屈筋
FPL	flexor pollicis longus	長母指屈筋
FSHD	facioscapulohumeral muscular dystrophy	顔面肩甲上腕型筋ジストロフィー
GC	gastrocnemius	腓腹筋
ham.	hamstrings	大腿屈筋群
HE	hematoxylin and eosin stain	ヘマトキシリン・エオジン染色
HMN	hereditary motor neuropathy	遺伝性運動ニューロパチー
HMSN	hereditary motor sensory neuropathy	遺伝性運動感覚ニューロパチー
IBM	inclusion body myositis	封入体筋炎
ilio.	iliopsoas	腸腰筋
IIM	idiopathic inflammatory myopathy	特発性炎症性筋疾患
latissimus	latissimus dorsi	広背筋
LGMD	Limb-Girdle Muscular Dystrophy	肢帯型筋ジストロフィー
MAC	medial antebrachial cutaneous nerve	内側前腕皮神経
Median	median nerve	正中神経
mGT	modified Gomori-trichrom stain	ゴモリトリクローム変法
MMN	multifocal motor neuropathy	多巣性運動ニューロパチー
MUP	motor unit potential	運動単位電位
neck flx.	neck flexors	頸部屈筋群
OPMD	oculopharyngeal muscular dystrophy	眼咽頭型筋ジストロフィー
oppo.	opponens pollicis	母指対立筋
pectoralis	pectoralis major	大胸筋
Peroneal	peroneal nerve	腓骨神経
PSW	positive sharp wave	陽性棘波
PTR	patellar tendon reflex	膝蓋腱反射
quad.	quadriceps femoris	大腿四頭筋
rhomboid	rhomboid major	大菱形筋
SNAP	sensory nerve action potential	感覚神経活動電位
Sural	sural nerve	腓腹神経
TA	tibialis anterior	前脛骨筋
Tibial	tibial nerve	脛骨神経
tri.	triceps brachii	上腕三頭筋
TTR	triceps tendon reflex	三頭筋腱反射
Ulnar	ulnar nerve	尺骨神経
w. ext.	wrist extensors	手首伸展筋群
w. flx.	wrist flexors	手首屈筋群

動画再生方法

本文に掲載の波形図，検査画像のQRコードおよびウェブサイトの掲載動画一覧から，パソコン，スマートフォン，タブレットで再生することができます．再生の際，ID・パスワードを要求されますので，下記ID・パスワードを入力し，ログインしてください．ログインを保持している限り，以降のID・パスワードは要求されません．

> ID：222　パスワード：emg

❶ スマートフォン，タブレットで再生する
① 本文中の波形図等に付いているQRコードを読み取って再生してください．
② 音声がオフになっていたら，オンにしてください．動画はリピート再生されます．
③ ブラウザのJava scriptおよびCookieをオフに設定されている場合はオンにしてください（通常，初期設定はオンです）．

❷ パソコンで再生する
以下の手順で再生してください．
① 診断と治療社ホームページにアクセスしてください．
　http://www.shindan.co.jp/
② トップページ右上の検索窓に『症例から考える針筋電図』または『9784787822642』と入力し，本書の詳細ページを検索してください．
③ 動画一覧 ボタンをクリックすると，掲載動画の一覧が開きます．
④ 見たい動画のタイトルをクリックして，再生してください．

❸ 視聴環境
- OS　　　PC：Windows 8.1以上または7/Mac OSX Yosemite以上
　　　　　iPhone：iOS8以上，Android：Android 4.1以上
- CPU　　PC：Pentium4 1.8GHz以上
- ブラウザ　PC：Internet Explorer 11以上/Firefox/Safari/Chrome
　　　　　※Internet Explorerは上記対象OS上での最新版のみサポート．
　　　　　※CookieとJavascriptを有効にしてください．
　　　　　※再生にはAdobe Flash Player®が必要です．

❹ 読者登録のお願い
　波形動画の補遺や追加情報，再生方法の変更などを読者へご連絡させていただけるよう，読者登録をお願いいたします．
　診断と治療社ホームページの本書詳細ページの「読者登録」ボタンからご登録ください．

❺ ご利用上の留意事項
① デバイス，通信環境によって再生されない場合があります．
② 再生可能期間は原則として本書発行（最新版）から3年間とします．その後は休止もしくは廃止する場合があります．この場合，読者登録されている方にはメールで代替方法などを連絡する予定です．
③ 著者の許可なく，動画ファイルを無断で使用することはできません．
④ 再生方法等についてのお問い合わせは，弊社ホームページのお問い合わせフォームより必要事項と問い合わせ内容，本書書名をご記入の上，ご送信ください．

総論

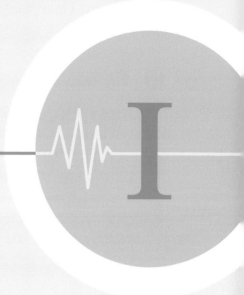

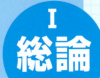

針筋電図の基本

　本章では次章以後の症例を理解する上で最低限必要な針筋電図の「基本となる知識」を簡単にまとめた．本章の内容はこれまでも筆者が繰り返し講義してきた筋電図のエッセンスのような部分である．章末に確認テストをつけておいたので，経験者はまずこちらを解答してから復習のつもりで読み始めていただくとよいと思う．なお実際の筋電図検査を行うにあたっては具体的な方法の学習も必要だが，本書の目的からは外れるので成書に譲る[1〜4]．

1　針筋電図の原理

1）筋線維の針電極による記録原理

　針筋電図の第一歩は筋電図が何をどのように記録しているかを理解することから始まる．

　通常用いられる同心型針電極は1本の針にみえるが，実際は二重構造をしており，先端中心部の導線（活性電極，関電極）と外筒（基準電極，不関電極）からなりたち，両者の間は絶縁されている．これと接地電極（いわゆるアース）が電位記録に必要である．いま活性電極（もっとも電位発生源に近い部分にある電極）の電位をA，基準電極電位をB，接地電極電位をCとすると，筋電計での実際の記録は，(A−C)−(B−C)として行われる．すなわちA，Bの電極と接

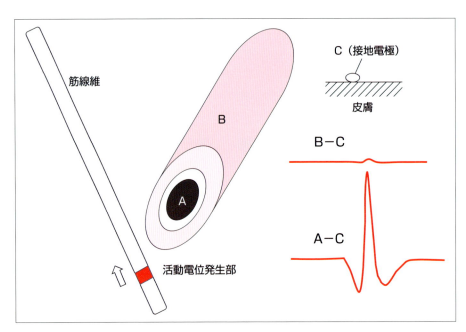

図1　針電極の記録原理
　同心型針電極では中心の導線の部分（図黒A）が活性部となり筋線維の活動電位が記録される．この際外筒（B）が基準電極となる．筋電図では電位差を記録するので，電位A−Bを記録することになる．筋線維の活動電位の発生部（図赤）はAからみると近接して遠ざかる．外筒Bの表面はAに比べ活動電位発生部からの距離の遠い部分が大半である．外筒面は導体なので電位差は存在せず平均化されるため，Bでの平均記録電位はAに比べはるかに小さくなり，実際の記録電位A−BはAの電位とほぼ同じとみなせる．Cは接地電極の電位．

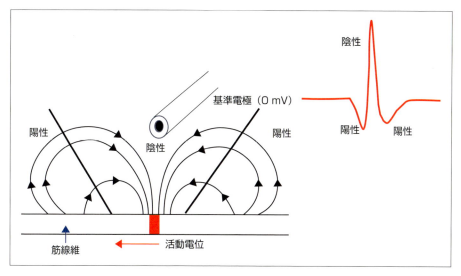

図2 筋線維の活動電位の発生
筋線維の活動電位の発生部分(筋膜の興奮部)では電位依存性のNaイオンチャンネルが開き，Naイオンの流入を生じる．このときに興奮部の周囲の筋線維から興奮部へ電流が流れ込むことになる．容積導体の中に置かれた針電極の先端部は近接する筋線維の活動電位の発生部が右から近づいてくると相対的に陽性の電位が記録され，興奮部の直上付近になると陰性となり，興奮部が遠ざかると再び陽性となる．これが単一筋線維の筋活動電位の基本波形である．
(文献2)橋本2013を参考に作成)

地電極の電位差のさらに差を記録していることになる．実際は接地電極の電位は相殺されるのでA-Bの記録と考えてよい．図1に示すように基準電極である外筒Bは筋線維の活動電位の発生部からの平均距離が遠く，ごくわずかにしか記録されないために(そのため基準電極と呼ぶ)Aの部分で記録が行われていると考えてよい．

2) 筋線維の活動電位はどのように記録されるか

　筋線維の活動電位の発生部分(筋膜の興奮部)では電位依存性のNaイオンチャンネルが開き，Naイオンの流入を生じる．このときに興奮部の周囲の筋線維から興奮部へ電流が流れ込むことになる(図2)．電流が流れ込む上流は流れ込む先よりも電位が高い，すなわちより陽性であるので，電流流入部は相対的により電位が低く陰性となる．この電流が流れている組織の部分を容積伝導体と呼ぶが，針電極はこの容積伝導体の内部で電位差の変化を記録する．図2で容積伝導体の中に置かれた針電極の先端部は近接する筋線維の活動電位の発生部が右から近づいてくると相対的に陽性の電位が記録され，興奮部の直上付近になると陰性となり，興奮部が遠ざかると再び陽性となる．この三相波が容積導体中で記録される単一筋線維の筋電位の基本波形である．「近づいてくる活動電位は陽性，直下で陰性，遠ざかると再び陽性に記録される」と覚えておくとよい．

　筋線維では神経と異なり最初の活動電位は筋線維の中心部付近に存在する神経筋接合部で発生し，それが左右に伝搬する(図3)．記録電極が図4のような水平方向の異なった位置にあると潜時と波形は変化する．1番の電極では電流の流入口である神経筋接合部の直上にあるためにいきなり上向き(陰性)スパイクを生じる．また3番のように筋線維の端の方に電極が位置すると電極に向かってくるときの陽性成分が目立つ波形となる．電極が筋線維断端から離れた位置にあると陽性成分が主体となる．なお神経伝導検査で表面電極を筋腹の中心におくと，初

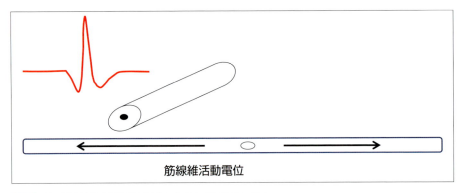

図3 単一筋線維活動電位はどのように記録されるか
神経筋接合部で発生した活動電位は筋線維を両方向に興奮が伝搬していく．記録電極がこの筋線維に近接していると，記録部位からみると興奮が近づいて，直下を通り，去っていくことになる．このとき図2で示したように三相性の活動電位波形が記録される．この電位の潜時は神経筋接合部からの距離に関連する．

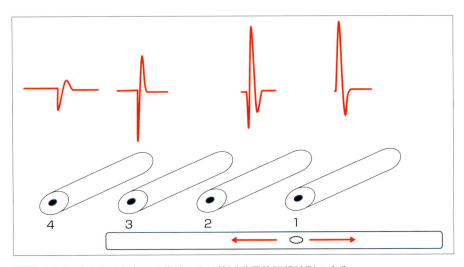

図4 電極位置の水平方向への移動による筋活動電位記録波形の変化
図3で示したような三相性波形の記録（この図では2番の記録）が記録される確率が最も高いが，電極が神経筋接合部の直上にあるときはいきなり陰性に立ち上がる二相性波形となるし（1番），筋線維の末端部やそれより遠位では近づいてくるときに生じる右陽性成分が主体となる（3番，4番）．これは図2の電位分布を頭に描けば理解できる．1番は endplate spike を考えるときに，2番は fibrillation potential をみるときに，3番，4番は positive sharp wave 波形の理解に役立つ．

(文献3）Dumitru 1999 を参考に作成)

期陰性の波形が得られるのは，この部分の直下に神経筋接合部が密集しているためであり，電極の位置がずれると初期陽性成分が記録されるのも同じ原理による．

　記録電極が垂直方向に離れると電位は急激に小さくなり，陰性スパイクの持続時間は長くなだらかな波形となる（図5）．これは図2での陰性の電場が扇型に拡がることによる．振幅はおおよそ距離の二乗に反比例して減衰する．したがってよい針筋電図の記録をするためには，できるだけ活動している筋線維に近接することが大切となる．

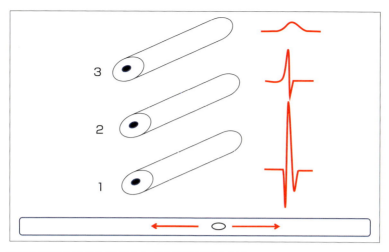

図5 筋活動電位の垂直方向での記録波形の変化
記録電極の距離が興奮部から離れると，わずかの変化で波形は極端に振幅が変動する．おおよそ距離の二乗に反比例するといわれており，記録電極から数ミリメートル離れるともはや記録できなくなる．波形も近接するときは陰性部の持続時間が短く鋭い三相性波形となるが，少し離れると陰性スパイクの持続が長くなり陽性部がはっきりしなくなる．
(文献3)Dumitru 1999 を参考に作成)

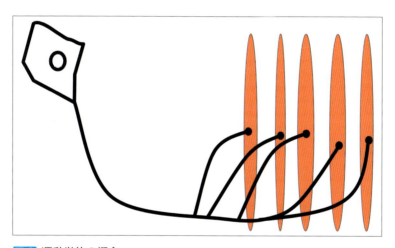

図6 運動単位の概念
1個の脊髄前角運動ニューロンとその軸索に支配される筋線維群全体をいう．軸索は筋内で枝分かれし，神経筋接合部を介して多数の筋線維を収縮させる．この枝分かれの数のことを神経支配比という．一般に繊細なコントロールが必要な筋(眼筋など)では神経支配比は小さく(5以下)，大腿筋などの粗大な運動を司る筋では大きい(数百)とされている．

② 運動単位(motor unit)を理解する

　針筋電図を理解するには運動単位の概念を把握しておくことが重要である(図6)．運動単位とは一つの脊髄運動ニューロン，その軸索，軸索末端が筋内で枝分かれして神経筋接合部を介して支配する筋線維をあわせたもので，筋収縮すなわち運動を行う際の最小単位である．例えば短母指外転筋にはおおよそ200個の運動単位があると考えられるが，弱い力を入れるときにはそのうちの数個が，強く力を入れると数十個の運動単位が活動する．運動ニューロンは1

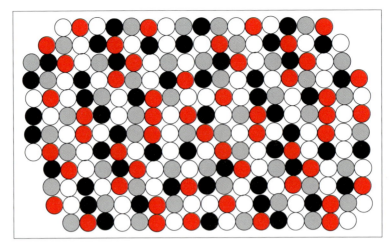

図7 運動単位と筋線維
　図は4つの運動単位に属する筋線維を色分けした筋の断面模式図（同じ色が同一運動単位に属する）であるが，一つの運動単位に属する筋線維は1カ所に集まるのではなく，正常ではお互いにモザイク状に配置されている．このため一つの運動単位が活動すると，比較的広い範囲に均等に筋線維が収縮することになる．もし一つの運動単位に属する筋線維が1カ所に集中していたら筋のゆがみを生じると考えられる．なお実際の筋電図では電極周囲には十数個の運動単位に属する筋線維がモザイク状に存在している．

秒間に10回前後の周期的な興奮を生じるが，強く力を入れるときには新しい運動単位の動員(recruitment)とともに，各運動ニューロンの興奮回数（放電頻度）が高まる．さらに強い力を出そうとするとより大きな運動単位が動員される．大きな運動単位とは，軸索末端が多数に枝分かれし，支配する筋線維数（これを神経支配比という）が多い運動単位のことである．神経支配比は筋によって大きく異なり，外眼筋のような細かい制御が必要な小さな筋では支配比が小さく（5以下），大腿筋群のような粗大な運動でよいものは数百と大きくなる．一つの運動単位に属する筋線維は筋内で固まって存在するのではなく，分散して配置される（図7）．

1) 運動単位電位(motor unit potential：MUP)とはなにか

　筋肉の中に針電極を差し込むと，筋線維の中に針先が侵入する．もし針先の周囲の筋線維が活動電位を発生していれば針電極で記録される（図8）．1つの運動単位から生ずる電位を運動単位電位(MUP)という．MUPは個々の筋線維の電位の加算波形となる（図9）．電極の周囲の筋線維はMUPの形に均等に影響するわけではなく，距離がわずかにでも離れると急激に振幅が小さくなる（距離の二乗に反比例して減衰する）．通常の針電極では半径1mm程度の範囲しか記録できない．この中に一つの運動単位に属する筋線維は正常ではおそらく10〜20本程度であり，この中でも近接する数本の筋線維がMUPの形態に大きな影響を与える．また単一の筋線維の活動電位であっても近接していれば1mVを超えることはしばしば経験する．電極先端が筋線維からやや離れたところにあれば振幅は小さく鈍な波形となる．MUPの波形を分析するときには以上のことを踏まえて運動単位の病態を逆に類推することが大切である．

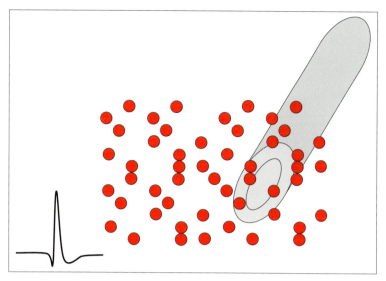

図8 運動単位電位（1）
弱い随意収縮をしたときに図7の4つの運動単位のうち最も閾値の低い赤の運動単位のみが活動すると，針電極の先端ではこの運動単位に属する筋線維の活動電位のみが記録される．

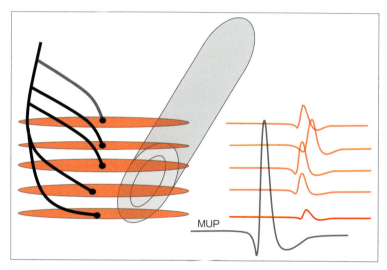

図9 運動単位電位（2）
この模式図では探査電極の先端部近辺にある筋線維を5本でシミュレーションしている．正常では一つの運動単位に属する筋線維はほぼ同時に興奮する．記録電極で記録される電位の形や大きさは，近接する筋線維との距離，筋線維の太さや伝導速度によって大きく変化する（図10）．潜時もわずかにずれる．運動単位電位はこれらの個々の筋線維活動電位の単純和である．運動単位電位の解析とはこの合成波形から逆に個々の筋線維や神経末端の様子を類推することである．

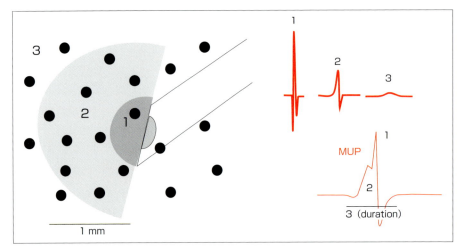

図10 筋線維への距離と運動単位電位
針電極では半径 1mm 程度の範囲しか筋線維の活動電位は記録できない．また電極先端が斜めにカットされているために切断面より前の半球部分の電位が主に反映される．図で示したように筋線維の電位はわずかに距離が離れると急激に小さくなる．左図は一つの運動単位に属する筋線維を黒で示しているが，針電極に近接する 1 の筋線維は高振幅で持続時間が短いスパイク状の電位として記録できるが，2 のように少し離れると電位は急に減衰する．3 ではわずかな基線のゆれとなる．この MUP（右下図）をみたときにスパイク状に見える部分は 1 のような近接する筋線維を反映し，2 の陰性部分全体はそれに加えてやや離れた多数の筋線維の電位によって形成される．遠くの筋線維がもたらす電位 3 は小さいが数が多いので電位の持続時間に影響する．このように MUP の形成には多数の筋線維が関与するが，個々の筋線維の寄与の仕方が均等ではない．このことを理解していれば針電極を動かすと MUP の波形が急激に変化することも説明が容易である．

❸ 針筋電図の目的

　脱力のある患者が，なぜ力が入らないかその原因を検索することである．そして部位が中枢性か末梢性か，末梢神経か神経筋接合部または筋線維自体かを明らかにし，同時にその病態が急性進行性か非進行性，あるいは緩徐進行性かを見極める．末梢神経の場合，そのレベルも明らかにする．加えて筋生検の適応の有無，あるいはその適切な部位の選択にも用いる．針筋電図といえば MUP を思い浮かべる人が多いと思うが，筋電図を行う立場からいうと病態判断には自発放電の有無の方がはるかに大切である．

❹ 針筋電図の記録方法

　筋電図を始めるにあたってはまず患者を診察し，とりあえずの診断を行い，その考えが正しいかを検証するために，どのレベルで，どの筋を選択するのが最もよいかを考える．もちろん必要な患者については神経伝導検査を先に行う．
　通常の筋電図では針電極が被検筋の正しい位置に入っているか確認した上で，刺入時の自発放電の有無をみた上で随意収縮による MUP の形態や動員パターンを観察し，最後に必要ならもう一度自発放電をみるようにしている．
　筋電図を行うにあたっては，いつも同じ記録条件で始めるのが大切である．人によって好みはあると思うが，常に同じ条件で記録を始めて，必要に応じて記録感度や掃引速度を変更する習慣が大切だと思う．いつも同じ条件の波形をみていると，頭に正常波形が刷り込まれ，異常な電位波形に気づきやすい（伝導検査でも同じである）．ちなみに著者は自発放電については記

録感度100μV/div，運動単位電位は500μV/div，掃引は10ms/divから始めることに決めている．周波数帯域フィルター（band pass filter）は10Hz（ヘルツ）〜10kHz（キロヘルツ）に設定する．

記録方法はオシロスコープモードとラスターモードがあり，前者はリアルタイムの波形の認識に優れ，後者は1秒間くらいの波形の推移をみるのに役立つ．やや慣れは必要だがラスターモードの記録は電位放電の規則性がよりわかりやすいので，筆者はラスターモードでの記録を愛用している．また筋電図では音による認識が大切なのでスピーカーの音が貧弱な場合は外部スピーカーを取り付けるとよい（悪いスピーカーの場合，低周波の音が聞きとれない．p.172 Column18参照）．なお筋電図でなぜ音を聞いているかというと，筋電図を構成する波形成分が偶然か必然か可聴域とほぼ一致するためで，例えばノイズに埋もれた規則的な放電を認知する，あるいは持続時間の長いMUPの存在（低周波成分が多いのでボコボコと聞こえる）などは画面を見ているよりずっと気づきやすい．また**画面は感度や掃引速度の変更で形が変わるが，音の性質はband pass filterを変えない限り変化しない**．筋電図をきちんと習得するためには音のパターンや変化を意識して学習するとよい．

5 自発放電

1）安静時，刺入時の自発放電

まず完全に力を抜いた筋に針電極を刺入して活動電位（刺入電位）が記録されないかをみる．しばらく針をそのままにして安静時電位がみられないかを観察する．多くの自発放電は刺入時や針先を少し移動したときに，その物理的な刺激によって誘発される．自発放電の有無によりa）筋線維自体の異常興奮性やb）末梢神経の異常興奮性 を知ることができる．自発放電が確実に診断できると，筋電図の70%はマスターしたことになるといってよいほど診断的に重要である．

正常では針の刺入時に陽性鋭波のような電位が数個持続して記録されるがすぐに消失する．また神経終末部に電極の先端があたると終板棘波（endplate spike）や終板雑音（endplate noise）が出現することがある．これらを除き，針を静止しても持続する電位は病的であり以下のようなものがある．

2）病的な自発放電の由来と種類

自発放電を考えるときに，それが筋線維に由来するか末梢神経に由来するかを区別しておくことが大切である．**筋線維に由来する**代表的なものとしては線維自発電位（fibrillation potential：Fib）や陽性鋭波（positive sharp wave：PSW），ミオトニー放電（myotonic discharge），複合反復筋放電（complex repetitive discharge：CRD）などがある．**末梢神経に由来する**ものとしては線維束攣縮電位（fasciculation potential：FP）やミオキミア放電（myokymic discharge）がある．

①終板雑音（endplate noise）

終板付近で発生し，振幅10〜50μV，持続数msの陰性電位で，高頻度で不規則に連続して出現し，筋電計のスピーカーからは海辺で拾った貝殻を耳に近づけた時に類似した音が聞こえる（W1）．ザーっといったホワイトノイズである．この電位は終板部で自然に放出されている

アセチルコリンによる脱分極，すなわち微小終板電位を細胞外から記録したものと考えられている．しばしば後述する終板棘波の背景として同時に記録される．

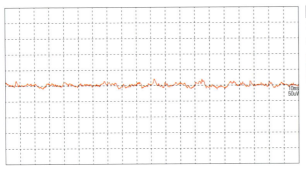

W1 Endplate noise
不規則で持続的な貝殻を耳に当てたときのようなノイズとして聞こえる．

2) 終板棘波 (endplate spike)

振幅 100〜500μV，持続 1〜4ms のシャープな陰性棘波で 5〜50Hz の範囲できわめて不規則に放電する (W2・W3・W4)．針電極の近くに起源があるため，多くは陰性相に始まる二相波のスパイク状電位であるが，ときに初期陽性の三相波として記録されることもある (終板から少しずれたところで記録している場合，図 4 参照)．スピーカーからのパラパラッパラという不規則な音のパターンを覚えておくと間違うことはない．ポップコーンのはじける音，あるいはトタン屋根に雨が降り始めたときのようなリズムである．この陰性電位は，針の刺入が刺激となり誘発される単一筋線維電位あるいは筋紡錘電位と考えられている．初心者がもっとも間違いやすいのが終板棘波を後述の線維自発電位と誤認することで，万一誤認した場合には大きな誤診に繋がるので両者の区別はもっとも重要である．鑑別にはリズムと波形の両方が役立つ．またしばしば終板雑音が背景に認められるのでこれも見逃さない (聴き逃さない)．●症例 9

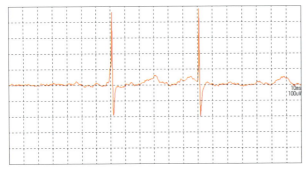

W2 Endplate noise and spike (1)
W2, W3 は endplate spike で，背景に終板雑音を伴っている．これは終板付近で記録されるためである．放電パターンが不規則であること，波形が陰性-陽性の二相性であることに注意してほしい．ポップコーンのはじけるようなリズムを体得すること．

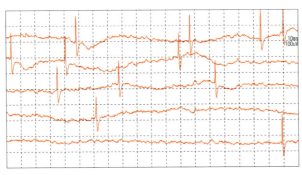

W3 Endplate noise and spike (2)

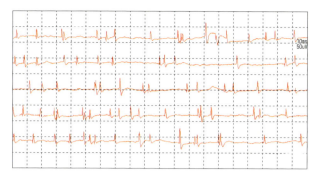

W4 endplate spike
筋線維からやや離れた部分の記録と思われ，波形が少し鈍になっている．発火頻度の比較的速い，不規則で流れるような放電パターンを示している．Fibrillation potential のような規則性はなく，放電頻度は早い．波形が陰性－陽性の二相性であることも鑑別点である．

3) 線維自発電位 (fibrillation potential：Fib)

　持続 1〜5ms，振幅 20〜500 μV で，通常陽性の振れに始まる三相性の波形を呈し，シャープな音がする．針電極が終板近くに刺入されたときは，初期相が陰性の二相性波形となる (図4)．神経と連絡が途絶えたときに終板から始まる単一筋線維の異常興奮である．線維自発電位は同一の筋線維による比較的規則正しい放電で 1 秒間に 1〜30 回のものが多い (W5)．放電間隔の長いものは画面を見ていてもわからないが，音を聞いていれば確実に認識できる．この規則的な放電パターンから終板棘波と鑑別できる．なお「規則正しい」とは放電間隔が等間隔，またはゆるやかな漸増，漸減のパターンを呈することを示す (W6)．一つの Fib を最後まで追跡すると刺入直後は放電間隔が少し短くなり，次いでほぼ等間隔の放電がしばらく続いた後にだんだん周期が延びてきて次第に消えてしまうことが多い．一部放電が不規則なものもあるが，確実な診断のためにはこの「規則的」な Fib をみつけることである．なお脱神経の著しい筋では刺入時には，その刺激によって多くの fibrillation potential/positive sharp waves (PSW) が出現するために個々の電位の規則性を判定できないが，しばらくその状態でみていると，次第に数が減っていく．数が減ると個々の Fib のリズムも認識しやすくなる．

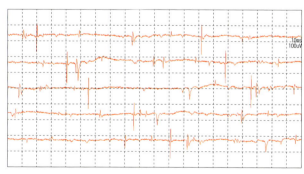

W5 Fibrillation potential と PSW (1)
規則的な放電パターンを示す fibrillation potential と PSW が多数みられる．もっともはっきり聞こえる fibrillation potential のリズムを聴き取ること．他の電位は不規則なように思われるかもしれないが，個々の電位の周期が異なるために全体としてはバラバラに聞こえるが，個々の電位を追跡すると規則的であることがわかる．このような場合は，もっとも目立つ電位の音に意識を集中して聴き取ることが大切である．またしばらく時間が経過すると次第に数が減ってくる．

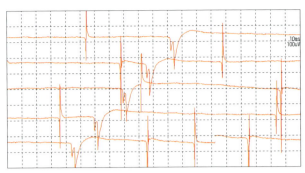

W6 Fibrillation potential と PSW(2)
最も大きい高調な Fib1 とやや低い音の Fib2,および PSW が聴き取れる．いずれも規則正しい放電を示す．Fib2 は次第に放電周期が早まっていくことがわかる．このように「規則的」とは，同じ周期，あるいはゆるやかに一定方向に放電周期が変化する状態をいい，これが形態とともに Fib/PSW のもっとも重要な判別点である．

4）陽性鋭波（positive sharp wave：PSW）

　急峻な陽性の電位に続いて緩徐で持続の長い陰性電位がみられるもので，陰性相は陽性相より振幅が小さいが持続が長いため，全体で鋸の歯を思わせる波形となる．陽性鋭波は針電極の刺入に伴って起こることが多いが，自発放電もあり，ほぼ一定の間隔で規則的に放電する．陰性棘波が認められないのは，電極針が筋膜損傷部にあり，この位置では活動電位が停止するためと考えられている（図 11）．この電位は線維自発電位と同様，単一筋線維の自然放電に伴って認められ，その診断的意義も Fib と同様である． ●症例15

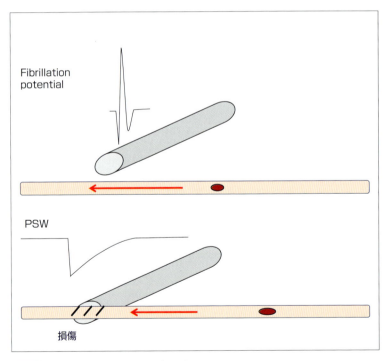

図11 Fibrillation potential と PSW
Fibrillation potential（上段）も PSW（下段）も単一筋線維由来の自発放電という点では同じであるが，記録電極との関係で形態が変化する．針の先端による筋線維損傷部では活動電位が頓挫するために，記録部位より向こうへ伝搬しない．そのために陰性相が出現せず鋸波状となる（図2）．

Column 1

Fibrillation potential と PSW の臨床的重要性

　Fib/PSW は脱神経電位とも呼ばれる場合があるが，これは正確な表現ではない．実際には運動ニューロン疾患や軸索障害，神経外傷などの神経原性疾患でも，筋炎，筋ジストロフィーのような筋原性の疾患でも出現する．外傷の場合だと**神経と筋線維の接続が絶たれたのち1週間目以降に出現しはじめ，数カ月から1年の間出現する電位**である．他の病態でもおそらく同様の時間経過であろうと推定される．したがって Fib/PSW があれば筋線維の変性が少し前に起こったか，あるいは現在進行形で生じていることを示し，その数が多いことは現在変性しつつある筋線維が多数あることを示している．したがって筋炎や運動ニューロン疾患では疾患の活動性の指標となる．過去の神経損傷で萎縮した筋では Fib/PSW は出現しない．また進行が緩やかな筋萎縮症ではミオパチーであれニューロパチーであれ，Fib/PSW を生じている筋線維数が少ないために，記録されることはまれである．逆に ALS のように短期間に次々と変性が生じてくる病態の筋では常に Fib/PSW が記録される．すなわち **Fib/PSW は変性の活動性，速さと関連している指標であり，また現在病気が進行性であるかの判断にも重要な指標である**．筋電図の中ではもっとも役立つ所見であり，これを見落とす，あるいは終板棘波と誤認すること（経験の浅い人がもっともよくする間違い）のないようにしなければならない．ALS ではこのような進行性変性が広汎に生じていることが特徴であり，かつ筋萎縮などの臨床徴候より先行して出現するために診断基準として用いられている．また筋炎の活動期や進行の早いミオパチーでも Fib/PSW は記録できるため，診断や生検部位の判断，治療方針の決定に役立つ．

5）線維束攣縮電位（fasciculation potential）

　多くは神経末端の異常興奮で生じる異常放電で，運動単位電位に近似した形をとる（図12）（W7）．皮下に近接した部分で生じると，筋収縮が肉眼でも認められる．放電パターンは通常

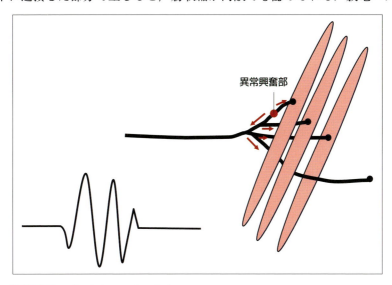

図12 Fasciculaion potential
　波形は MUP に似ているが，これは興奮部分から運動単位全体または一部に活動電位が拡がるためである．ただし ALS のような疾患では神経末端の伝導や神経筋接合部での伝導が正常ではないことが多く，波形がそのたびに変化することが多い．放電パターンは不規則である．異常興奮が繰り返して周期的に生じた場合はミオキミア放電と呼ばれる．

不規則である．放電頻度にはかなりのばらつきがあり散発的にしか出現しないこともあるので，最低 30 秒は針電極を固定して観察する必要がある．Fasciculation potential は末梢神経に変性のある疾患，たとえば ALS，神経根障害，Isaacs 症候群で認められる．正常者でも認められることがあり，これは benign fasciculation と呼ばれる．**ミオキミア放電(myokymic discharge)** は fasciculation potential が繰り返して出現する，あるいはいくつかの fasciculation potential が組になって同時に出現するものである．脱髄疾患や放射線障害によるニューロパチーで出現しやすい(W8)．これらの電位は末梢神経に起源をもつので，**fasciculation potential** や **myokymic potential** が出現する場合には純粋なミオパチーは否定的である．ALS 診断に関する改訂 Awaji 基準では慢性神経原性変化のある筋での fasciculation potential は Fib/PSW と同じような活動性の脱神経変化とみなすことになった．ALS では病初期から体の広い範囲で多種類の fasciculation potential を認めることが多く，しかも複雑な形態を示し，伝導が不安定なために形の変動がみられることが多い． ▶症例 5

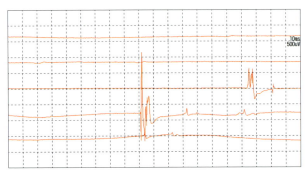

W7　Fasciculation potential（ALS）
おそらく 1 種類の fasciculation potential と思われるが，毎回波形が変わっている．神経末端や神経筋接合部の伝導が不安定なためである．

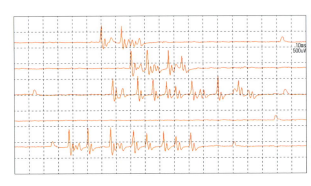

W8　Myokymic discharge
慢性の脱髄性ニューロパチーで認められたミオキミア放電．同じ形の電位が連続して数個出現するが，放電ごとに繰り返し回数は異なっていることがわかる．

6）ミオトニー放電(myotonic discharge)

針電極の刺入，あるいは針先を動かすことに刺激されて生ずる規則正しい電位の反復よりなり，これは外部からの刺激が止まった後も数秒にわたって持続する．単一筋線維由来の電位である．陽性鋭波の反復する形のものが多く，振幅 10μV から 1mV の範囲で漸増，漸減するのが特徴とされ，また周波数も変化する．陰性鋭波の形を呈するものもある．このように放電頻度が毎秒 50〜100 回の間で変動する電位をスピーカーに通すと，増速あるいは減速しているオートバイ(motor cycle sound)や，電動ノコギリを思わせる特有な音が聞こえる(W9)．ミオトニー疾患で認められるが，臨床的にミオトニーを認めない皮膚筋炎，多発性筋炎，酸性マルターゼ欠損症(ポンペ病)，myotubular myopathy などの筋疾患，あるいは ALS や慢性神経原性

疾患などでも出現することがある(W10)．刺入時に短時間続く比較的シンプルなミオトニー放電は慢性の病態では筋原性，神経原性を問わずしばしば認められる．ミオトニーを呈する疾患の筋では多くのミオトニー放電が次々と重なって長く放電するといった量的な違いはあるが，波形のパターンそのものは臨床的ミオトニーの有無で区別できない． ●症例11

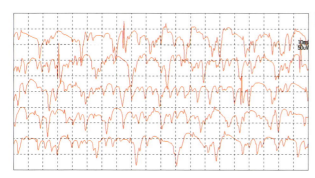

W9 ミオトニー放電

パラミオトニー放電の患者の刺入時放電．エンジンを吹かして緩めるような音が連続して聞こえる．個々の放電は単一の筋線維に由来するが，それが連なって放電している．陰性の発火頻度の低い減速する放電もしばしば出現する．

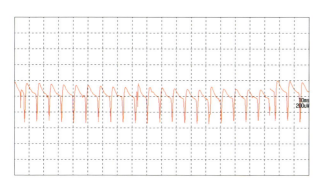

W10 ミオトニー放電（ポンペ病）

ミオトニーは臨床的にミオトニーのない種々の病態で記録される．これは小児期発症の遅発型ポンペ病の患者からの記録である．最初の部分は随意収縮で，力を抜いたときにおそらく針の先端で刺激されてミオトニー放電が出現している．陽性波形と陰性スパイクの2つのパターンのミオトニー放電が記録されている．

7) 複合反復放電（CRD）

振幅 50μV〜1mV，持続 50〜100ms で，一群の単一筋線維がサーキットを形成して次々と放電し，その群放電が普通1秒に5〜100回の範囲で反復することが多い．この放電は突然出現し，短期間一定の頻度で反復した後に突然消滅するのが特徴である．通常，多相性の複雑な波形が一定に保たれるが，急に新しい波形の繰り返しに移行する場合もある．スピーカーからの音はマシンガンの音にたとえられる．ペースメーカーとなる線維で，これが1個ないし多数の隣接線維を接触伝導(ephaptic transmission)により興奮させる．この一群の放電筋線維のうち，最後に放電した線維が，ペースメーカーとなった線維を再度活性化し，次の群放電が起こる．この一連の線維のいずれかの興奮性が低下して伝導遮断が起きると連鎖反応が停止し，筋電位は突然消失する．運動ニューロン疾患や神経根障害などの神経原性疾患でも筋炎や筋ジストロフィーなどのミオパチーでも生じ，特異性は低いが，慢性の病態であることを示唆し病的意義は大きい． ●症例13

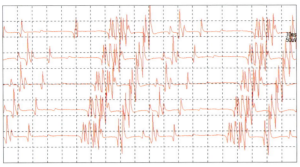

W11 複合反復放電（CRD）（1）
安静時の記録．W11ではまったく同じ波形が規則的に連続して出現する．映画で見るマシンガンの発射のような音がする．ペースメーカーの筋線維とその周囲の筋線維の間で回路ができていると考えられている．おそらく伝導速度の遅い細い筋線維が含まれるために持続時間が長くなっているものと推定される．W12のように若干リズムが揺らぐものもある．

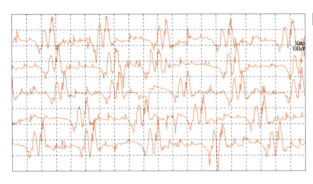

W12 複合反復放電（CRD）（2）

⑥ 運動単位電位の形態，動員様式，数，安定性をみる

　運動単位電位（MUP）は記録感度を200〜2,000μV/div，掃引速度は10ms/div，band pass filterは10Hz〜10kHzとして軽度の随意収縮時MUPの形態やその安定性，筋収縮を強めて最大収縮する過程でのMUP数の増加パターン（動員様式），最大収縮時の干渉パターン（MUP数）などをみる．筆者は100μV/divの感度で刺入時・安静時の電位を記録した後，掃引は同じ10ms/divで感度を500μV/divに設定してから運動単位電位が一つか二つ出現するようにごく弱い力を入れてもらうようにして記録を始めることに決めている．このとき**基線ができるだけ平坦になる**ように針先を持っていくように努力する（力が入ると針先より少し離れたところに位置するMUPが低振幅で基線にノイズのように混入するので，最弱収縮であることが重要）．最初に述べたようにMUPの大きさは電極周囲にどのくらいの筋線維が空間的に配置されているか，筋線維の太さはどれくらいか，それらの筋線維の放電がどのくらい同期しているかで，振幅や持続時間が決定される．スパイク成分の振幅は記録電極に近接する数本の筋線維（場合によっては1本）との距離によって決まるため，針電極の先端が筋線維にいかに近づくことができるかでかなり影響される．最初に最弱収縮で一つの運動単位にどれほど近接できるかが，MUP記録の最も大切な技術である．針先をわずかに進める，ねじる，引く，固定する，といった操作を1mm位のレベルでコントロールできるようにならねばならない．初心者は記録が難しいとどんどん奥に針を進めすぎる，またMUPが出にくいといって被検者に力を入れてもらって，結果的に基線に多数のコブ（電極から離れているMUPは低周波成分のみとなりコブのようになる）がノイズのように混入する波形を記録していることが多い．まずは少数のMUPにきちんと針を当てて，それから力を強めて運動単位の動員パターンを観察することがよい記

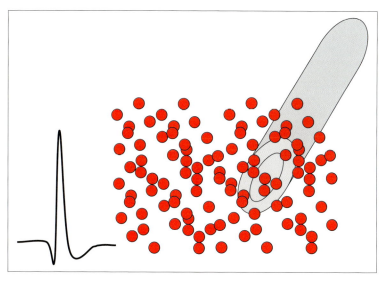

図13 脱神経後再支配を生じた運動単位
再支配が起きると，同一運動単位に属する筋線維の密度が高くなる．図8と比べると同一運動単位に属する筋線維数が多くなっている．このため針電極に近接する筋線維が多くなり振幅，陰性スパイクおよび全体の持続時間が長いMUPが記録される．振幅が大きいだけでなく持続時間が長いことが大切．

録をとるためのコツである．

1）運動単位電位の形態変化
①高振幅電位とはなにか

よく筋電図では giant potential という言葉を耳にすると思うが，このジャイアントとはどういう意味だろうか？バスケットボールの選手のようにスリムで背の高い人もあれば，重量級の長身の関取もいる．同じようにMUPでも持続時間が短くて高振幅な場合もあれば陰性スパイクの持続が長く，かつ高振幅な電位もある．両者は同じ高振幅でも根本的な違いがある．

慢性の神経原性疾患のように，脱神経のあとの健常運動ニューロンからの再支配により一つの**運動単位の筋線維密度が増している**ときは，電極の近くの筋線維の数が多くなり高振幅に記録されやすい．特に陰性スパイク部の持続が長く，かつ高振幅のときは，**筋線維密度の高い十分に再支配がなされた運動単位からの記録**であることを示す．これが「慢性の神経原性変化で高振幅（いわゆる giant MUP）」といわれる電位である．一方，電極周囲に太い筋線維や同一運動単位に属する筋線維の局所的に密度の高い部分があれば，ミオパチーでも高振幅電位を記録しうる（図14，W13）．ただしこの場合も周囲の筋線維密度は低いために陰性スパイクの持続は短い．初学者は「高振幅かどうか」ということを気にするが，いくら密度の高い運動単位でも電極を筋線維に近接できなければ高振幅にはならない．その意味で単純な「振幅」は検者の技術に依存する部分があり，あまり当てにならない．

MUPの形態からその運動単位の筋線維密度，筋線維の分布，電極との位置関係を把握することにより，背景の病態を推測できる．⇨症例1

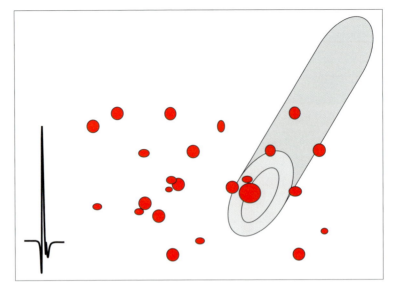

図14 ミオパチーの高振幅運動単位電位
ミオパチーでは一つの運動単位に属する筋線維の数が減少すると同時に大小不同や一部の筋線維の集簇がみられる．針先を太い筋線維や集簇している部分にもっていくと高振幅の短い持続（1〜2ms）のMUPが記録される．全体の筋線維密度そのものは低いため陰性スパイクの持続時間（これは電極周囲の筋線維の数に相関する，図10参照）は短くなる．針電極が近接する部分の影響を大きく受けることからこのような記録となる．

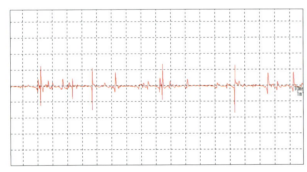

W13 封入体筋炎患者のMUP
大腿直筋からの記録．感度は1mV/divでMUPは比較的振幅が大きいが，いずれも持続が短くspikyである．おそらく図14のような筋線維の変性を示すMUPと考えられる．ミオパチーではしばしばみられる所見であるが，封入体筋炎では目立つ傾向があり，多相性のこともあることからしばしば神経原性変化と間違われる．

②多相性電位はどうしてできるか

多相性のMUPという言葉もよく使われるが，この多相性は何を意味しているのだろうか．多相性とは「一つの運動単位に属する各筋線維の活動電位の潜時に大きなばらつきを生じた状態」である．その結果，個々の筋線維波形が正常のように重ならなくなり，ずれて多相性になる．図15に示すように同一の運動単位を支配する1本の軸索は，筋内で多数の軸索に枝分かれする．分岐点から神経筋接合部までの距離にも若干の差はあるが，神経末端の伝導速度は50m/s位あるので，たとえ1cm差があってもその影響は0.2msである．これは筋線維の陰性スパイクの持続時間が1ms程度であることを考えると大きくはない．しかし軸索の伝導速度に大きな差が生じた場合は，分岐部から神経筋接合部までに到達する時間に大きなずれが生じ得る（図16）．たとえば変性・再生により未熟な髄鞘に覆われた神経末端では伝導速度が容易に

10m/s 程度になる．軸索の分岐部からの距離が仮に 4cm でどの筋線維までも同じであると仮定すると，伝導速度 50m/s と 10m/s では 3.2ms の潜時差を生じることになる．この結果両者の活動電位は重ならず MUP は多相性となる．また終板を介して筋の活動電位が発生すると，終板から記録電極までの距離が活動電位の潜時に影響する．筋線維の伝導速度は 3〜5m/s 程度だが病的な筋線維ではその径が小さいため 1m/s 程度になることもあると考えられる．もし仮に 5m/s と 1m/s の筋線維があり，神経筋接合部から 2cm 離れた部分で記録すると終板からの潜時

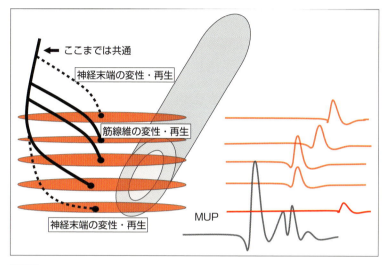

図15 多相性 MUP

多相性電位は神経末端での遅延と，筋線維の伝導速度のばらつきの 2 つの要素によって生じる．

末梢神経が筋内で分岐したあとで分枝の一部に変性，再生で脱髄などの変化があると伝導が遅延する．また筋線維が変性，再生などにより大小不同を生じると伝導速度に大きな差が生じ，神経筋接合部から記録部分に達するまでの時間の差が大きくなる．これらが合わさって多相性電位が形成される．したがってニューロパチーでもミオパチーでも多相性電位は生じる．

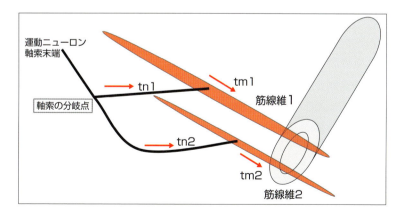

図16 MUP を構成する筋線維間の時間差

いま同一運動単位に属する 2 本の筋線維の時間差を考えてみる．軸索末端での分岐点以後の電位記録までの時間差は，神経筋接合部までの区間での時間差（tn1−tn2）と神経筋接合部から記録電極へ活動電位が到達するまでの時間差（tm1−tm2）の和となる．これは軸索末端の伝導速度と距離，筋線維の伝導速度と終板から記録電極までの距離に影響される．神経疾患では主に神経側の，筋疾患では主に筋線維側の時間差の影響により記録される筋線維電位同士のずれが大きくなり多相性 MUP が記録される（図 15）．

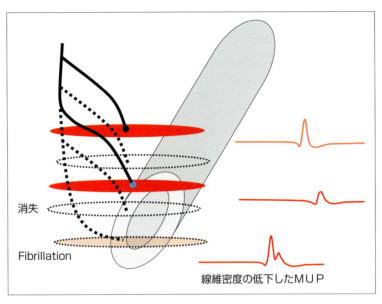

図17 運度ニューロンの変性に伴う運動単位の変化
運動ニューロンが変性する病態では軸索末端がすべて同時に変性するわけではなく，一部から終板での接合が絶たれると考えられる．その場合は残存する筋線維の密度は低下するため，ミオパチーでみられるような低密度の小さな運動単位電位や持続の短い spiky な MUP が認められる．また神経との連絡を絶たれた筋線維はしばらくのあいだ自発的に興奮を生じるようになり，これが fibrillation potential として記録される．こののち一部の筋線維は隣接する健常な軸索からの再支配を受ける（図18）．

はそれぞれ 4ms，20ms となるため両者は 16ms の潜時差を生じることになる．この差は大きく，各筋線維の活動電位は重ならない．末梢神経や筋線維の変性に伴いこのような潜時のばらつきを生じて，個々の筋線維の放電が正常の場合のように重ならなくなり結果的に多相性となる．おそらく神経疾患であっても筋線維の径のばらつきは大きくなるであろうし，筋疾患でも神経末端の変性は生じるのであろうから，神経原性，筋原性いずれの病態でも，多相化には程度の差はあるが両方の要因が関係していると考えられる．⇒症例 10・14

③脱神経を示す疾患での MUP

　脱神経後の時間経過は MUP を考えるうえで重要である．外傷による一部の神経線維が離断した場合を考えると，まずワーラー変性の結果，筋全体でみた場合の運動単位数の減少を生じる．このとき，軸索から離脱した筋線維は異常興奮状態になり Fib/PSW が記録される．運動ニューロン疾患のように軸索の障害が不完全で一部の神経終末が残存する運動単位からは，ミオパチーでよくみられるような小さな密度の低い運動単位電位も記録されることがある（図17）．次に健常な軸索からの側枝の再支配が始まる．再生当初は末梢の軸索や髄鞘が未熟なため，伝導が遅く不安定で，波形が多相性で変動する（不安定運動単位電位，unstable MUP）が，時間とともに伝導の安定した多相性電位となる．再支配の結果，筋線維密度が高くなり，末端での伝導時間のばらつきが小さくなると高振幅電位となる．ALS でも個々の運動ニューロンは類似の過程を示すと考えられる．ただしすべての運動ニューロンが同時に変性するわけではなく，運動ニューロンごとに時期がずれる．発症初期の頃に筋電図を行った場合は Fib/PSW が主体（一部の運動ニューロンが変性しているが他の大部分の運動ニューロンは正

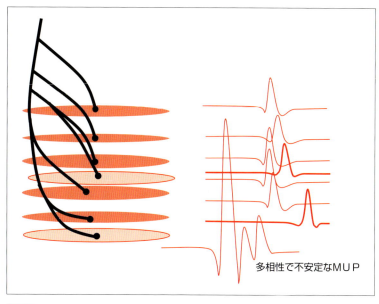

図18 健常な運動ニューロンからの再支配
変性軸索に接して健常な軸索があると，その部分から側枝が出て支配を絶たれた筋線維の一部を再支配するようになる．再支配初期には再生軸索の髄鞘化は不十分で伝導は不安定である．したがって潜時も遅くなり波形は多相性で，またしばしば波形が変化する．これは神経末端の伝導ブロックや神経接合部での伝達障害が生じるためである．

常)となるが，ある程度進行した時期に行うと自発放電(現在変性している運動ニューロンを反映)に加え，不安定MUP(最近の変性―再支配)，高振幅多相性MUP(少し前の変性―再支配)といったいろいろな時期のMUPが混在することになる．脊髄性筋萎縮症のようなゆるやかに変性が進む病態では運動ニューロンの変性はまばらに生じると考えられ，残存健常ニューロンからの再支配も十分に行われるためにFib/PSWは少なく「高振幅，長持続，多相性」の慢性期MUPが主体となる．このように1つの筋の中の運動単位間での変性時期のバリエーションは，病態の速さや重症度を考える上での大きな情報となる．➡症例1・4

④ミオパチーのMUP

　筋線維数の減少，大小不同，再生に伴う筋線維密度の増大，肥大した筋線維などの変化が混在しており以下に示すような種々の変化を生じる．ランダムな筋線維の脱落による筋線維密度の低下は低振幅と持続時間短縮の原因になり，極端な場合は単一の筋線維しか記録できない場合がある．このようなFib様の運動単位電位はミオパチーにかなり特徴的で必発といってよい．この低密度のspikyなMUPとFibとの区別は形態だけでは難しいが，MUPは運動単位の放電間隔に揺らぎがあること，Fibは規則的であること，MUPは完全に脱力すれば消失することを意識すれば鑑別可能である．先に述べたように筋線維の変性，大小不同は同一運動単位電位内の筋線維放電の同期性を障害し，多相性電位を生じる．また再生した筋線維ではfiber splitting，神経の再支配による局所的な筋線維密度の増大や筋線維の肥大化が起きるため，持続時間の長い多相性電位や不安定な運動単位電位，高振幅電位，遅延電位を生じうる．注意しなければならないのは軸索末端に病変があり，一部の神経筋接合を失った運動単位を有するニューロパチーでも同様の所見が出現するので，個々のMUPの形態のみで両者を区別するこ

とは実際上難しい．動員パターンや臨床所見を含めた総合的な判断が必要である．　●症例8

2）運動単位の動員と最大収縮時の干渉

　運動単位の動員様式（recruitment pattern）は重要な情報である．動員（recruitment）とは「**ある力を支えるのにどのくらいの数の運動単位が参加してくるか**」ということで，力を弱いところから次第に強めていくときの**運動単位数の動的な変化パターン**をみる．筋炎のようなミオパチーでは，筋線維の変性のために，個々の運動単位が生み出す力が減少しているために同じ重さを支えるのに多数の運動単位が必要となる．同じ100kgの荷物を運ぶのに大人だと2～3人で運べるのが，子供（力が弱い）なら10人くらい必要なのと同じである．したがってわずかの力を出すときも多数の運動単位が動員されることになる．これを**早期動員**（early recruitment）と呼ぶ．慢性ミオパチーでは個々のMUPが多相性の波形を示すことも加わって，わずかの力を入れるだけですぐに基線が埋め尽くされてしまう（W14）．なお運動単位の減少の少ない比較的軽症の末梢神経障害でも，再生が不十分な時期には個々の運動単位の力が弱いためミオパチーと同様の早期動員様式をとることもある．

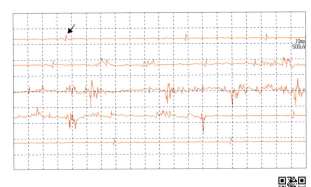

W14　慢性ミオパチーのMUP
ミトコンドリアミオパチー患者の上腕二頭筋のMUP記録．最初に小さな（筋線維密度の低い）MUPが出現しており（矢印），わずかに力を入れると多相性のMUPを含む多数のMUPが出現し基線を埋め尽くしてしまい，個々のMUPの識別が困難になっている．これは個々の運動単位の力が弱いために，わずかな力でも多数の運動単位の動員が必要であること（early recruitment）を示している．多相性のMUPは筋線維の大小不同，変性に起因すると考えられる．筋線維の変性が著しいと，一つのMUPに含まれる筋線維数が少数となり，電極周囲にはたとえば一本の筋線維しか近接しない状態となり，形態的にはfibrillation potentialのようなMUPがみられる．最初の部分の小さなMUP（矢印）はこういったものである．

　軸索障害の場合はどうなるだろうか．正常でも力を入れるときには運動単位の動員に加えて個々の運動単位の放電頻度が少し増加するが，動員すべき運動単位が少ない病態では放電頻度の増加で数を代償する．またMUPが再支配のために大きくなると，個々のMUPの生み出す力は正常よりも大きい場合もある．このような状態だとなかなか次の運動単位が動員されないようになる．これを**遅延動員**（late recruitment）と呼ぶ．実際には「lateかどうか」を数値で定義することは難しいが，弱収縮状態で2個のMUPが出現したときにMUPの平均放電頻度が10Hz以上，あるいは3個のMUPが出現したときに15Hz以上ならlate recruitmentの可能性がある．MUPが極端に減少した場合には，個々の運動単位が異常に高頻度（たとえば30Hz）で発火して代償しようとする（このような場合には疲労が起こりやすい）．ポリオ後遺症や球脊髄性筋萎縮症のような慢性の運動ニューロンの障害では，代償性の再支配により個々の運動単位が非常に大きくなり，個々の運動単位が生み出す力が増加しているため，弱い収縮を維持するのには少数の運動単位で十分で，力を入れても少数の運動単位しか動員されない．力

をだんだん強めていけば放電頻度(firing frequency)が増加し，遅れて次の MUP が動員される．
◯**症例 4**

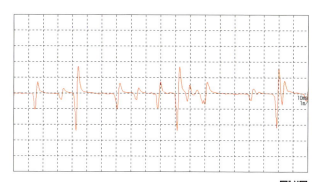

W15 late recruitment
ALS 患者の上腕三頭筋からの記録であるが運動単位数が減少し，力を入れていると放電頻度は上がるが新たな運動単位がなかなか動員されない．図は全体で 200ms であるが一番大きな MUP は 3 回放電しており，15Hz 前後であり，次に大きい MUP は 5 回繰り返してみえるので 25Hz，もっとも小さい MUP は重なりのためにわかりにくいが 4 回放電しており 20Hz となる．いずれも放電頻度が 15Hz 以上である．正常者でも最大収縮をすると多くの MUP は 20Hz 以上になるが，多数の MUP が動員され干渉されるために個々の MUP を識別することができない．

　最大収縮をさせると通常の記録では 10 以上の運動単位電位が出現し，基線が見えなくなる．これを干渉(interference)が正常という．すなわち**干渉とは最大収縮時にどのくらいの数の MUP がどのくらいの放電頻度で出現しているかを示す**．末梢神経が消失し運動単位数が減少した病態では，いくら力を入れようとしても数個の MUP が高頻度に放電しているのみで基線が埋まることはない．これを**干渉が不良**であるという．**下位運動ニューロン障害では MUP の遅延動員と干渉不良がみられる**．一方，多くの**慢性ミオパチーでは早期動員がみられるが干渉も容易に生じる**．ただし大部分の運動単位が消失するような**高度のミオパチーでは動員も干渉も不良となる**(このことから高度の変性のある部分では動員様式で筋原性かどうかは区別できない．筋電図を行う筋はなるべく中等度の変性がある部分を選ぶことが大切である)．

　上位運動ニューロンの障害(脳卒中，心因性など)のために力の入らない患者でも最大収縮時の MUP の干渉は不良となる．しかしこの場合は動員された少数の MUP が通常の放電頻度を超えることはなく，また運動単位の形態も正常である．上位からの駆動ができないのが原因で下位運動ニューロンの異常(MUP 数の減少や MUP の構築の変化)がないためである．この結果，正常者で同じ力を出す場合にみられる動員様式と区別できない動員パターンを示すことになる．もしこのときに力をモニターすることができるなら，力と運動単位の動員数，放電頻度との関係は正常者と変わらない．上位運動ニューロンの障害患者と正常者とが異なるのは，それ以上の力を入れることができない点である．すなわち**上位運動ニューロン障害では MUP の動員様式は正常だが干渉は不良となる**．◯**症例 10・17**

力と運動単位

　力は，運動単位の数，個々の運動単位の力，運動単位の放電頻度，放電様式によって決定される．力を入れると運動単位数の増加と個々の運動単位の放電頻度の増加が起こる．正常での運動単位の放電頻度は10～30Hz程度である．力を安定するためにもうひとつ重要なことは，**各運動単位が同期せず，筋全体としてランダムに放電すること**である．同期した場合には振動を生じ，臨床的には振戦となり効率的な運動ができなくなる．

　たとえばポリオ後遺症患者の比較的障害の軽い筋では，筋萎縮はみられず力も正常である．実際には運動単位数の著明な減少がみられるが，生き残った運動ニューロンからの再支配により，個々の運動単位を構成する筋線維の数が著明に増加している．その結果，各運動単位の生み出す力が正常の数倍となり数の減少を代償している．筋電図ではいわゆる巨大運動単位電位となり，運動単位数の減少とともに針筋電図では明らかな異常所見を示すが，臨床的にはほとんど異常はみられない．しかしこのような巨大な運動単位は，たとえば加齢や外傷などの原因で一つの運動ニューロンが消失しただけでも大きな筋力低下と萎縮をきたすことになる（ポストポリオ症候群）．

❼ 針筋電図の解釈で大切なこと

　針筋電図は，検者の知識と技術に依存する部分が大きく，また定量化が難しいため判断に困ることが多い．しばしば「多相性のMUPがみられたから神経原性」といったことを言う人がいるが，本稿を読めばわかるように多相性といっても要因は様々である．またかなり経験のある人でも，障害が軽度の場合は運動単位の動員パターンや波形から神経原性か筋原性かを区別することは難しい．筋電図で大切なことは「判断に困る」所見を記述するのではなく「確実」な所見を記述することである．そういう意味でFib/PSWやfasciculationは確実な所見で，かつ活動性の変性を示すきわめて重要な所見であるので，その有無を必ずレポートに記載しなければならない．またCRDやmyotonic dischargeは疾患特異性はないが，背景に慢性の「病的」な病態があることは間違いないのでこれも確実に記述する．MUPに関しては確信を持てるような明らかな所見に限り病的な意義づけをすればよい．「多相性MUPが散見されるので神経原性が疑われる」といった記述は有害無益である．「MUPの動員は遅延しており，高頻度放電が認められ，多相性のMUP，高振幅で持続時間の長いMUPがみられるため，慢性の脱神経による運動単位数の減少と再支配の所見がみられる」といった確実な所見のみ記載すればよい．わからなければ，いい加減な印象を書くのではなく「MUPの動員パターンや形態からは判断できない」と記載することが大切である．

■ 文献

1) 木村淳，幸原伸夫：神経伝導検査と筋電図を学ぶ人のために（第2版），医学書院，2010.
2) 橋本修治：臨床電気神経生理学の基本，診断と治療社，2013.
3) Kimura J：Electrodiagnosis in Diseases of Nerve and Muscle: Principles and Practice 4th edition, Oxford University Press, 2013.
4) Dmitru D, Amato AA：Electrodiagnostic Medicine, 2nd editon, Hanley & Belfus, 2001.

確認問題

正しいものには○，誤りには×をつけてその理由を述べよ．

問　題	解　答
1) 針筋電図の目的は「神経原性」か「筋原性」かを区別することである．	
2) 針電極は運動単位の全範囲をほぼ記録できる．	
3) fibrillation potential は脱神経疾患であることを示す重要な所見である．	
4) fibrillation potential は複数の筋線維の自発放電である．	
5) ミオトニー放電は臨床的にミオトニアのない人では認められない．	
6) 複合反復放電（CRD）は神経末端の周期的異常興奮により生じる．	
7) fasciculation potential は筋線維が局所的に同期して放電する現象である．	
8) 高振幅で持続時間の長い giant MUP は運動単位の広がりが大きいことを示す．	
9) 四肢で高振幅, 長持続, 多相性電位を認めたら ALS の可能性が極めて高い．	
10) 筋炎の運動単位電位の持続は正常より短い．	
11) 筋ジストロフィーでは高振幅電位はみられない．	
12) 力が正常であれば，その筋の運動単位電位は通常は正常である．	
13) 力を入れると多くの運動単位が同期して放電する．	
14) 筋炎では力を入れても運動単位はなかなか動員されない．	
15) 脱髄性疾患では動員される運動単位電位の数は減少しない．	
16) ヒステリーによる脱力では運動単位の遅延動員がみられる．	
17) ALS でも SMA でも，また末梢神経の外傷でも筋電図所見は同様である．	

> **答 すべて×**

解説

1) 病態が急性進行性か非進行性，あるいは緩徐進行性かを見極めることも重要な目的．
2) 針電極先端部半径 1mm の半球面の電位しか記録できないので，一つの運動単位に属する筋線維の一部の電位が反映されるのみ．
3) 脱神経疾患のみならず，活動性のミオパチーでも出現する．活動性の筋線維の変性所見ではあるが特異性は乏しい．
4) 単一筋線維の放電である．
5) ミオトニー放電は比較的慢性の神経筋疾患で非特異的に認められる．刺入時に短時間持続する単純な場合が多いが，周波数の変動パターン（バイクのエンジン音）は同じでミオトニー疾患と区別ができない．ただしミオトニー疾患では次々と多数の線維が興奮していく傾向がある．
6) 筋線維の接触伝導によるサーキット形成で生じていると考えられている．
7) 神経末端の一部での異常興奮がその運動単位全域に伝えられて筋収縮が生じる．
8) 運動単位の広がりではなく，運動単位に属する筋線維の「密度」である．これは脱神経後に健常な運動単位の軸索から再支配が起こり，その運動単位に属する筋線維の密度が高くなるため高振幅・長持続の運動単位となる．
9) これは再支配を受けた運動単位が多くなる慢性の神経原性変化を示しているだけなので，脊髄性筋萎縮症などにもみられる．ALS ではあくまで活動性の脱神経所見（fibrillation potential/PSW/fasciculation potential）があるかどうかが診断で最も重要．
10) 筋炎などのミオパチーの慢性期には筋線維の大小不同のために，筋線維の活動電位の同期性が悪くなるため持続時間が長くなることがしばしばある．
11) 筋線維が肥大している部分やグループ化しているところに電極先端部があると高振幅電位として記録される．
12) ゆっくりと進行する末梢神経障害患者では，健常な神経からの再支配が起こるために代償され，運動単位数の減少が顕著になるまで力は正常となる．また軽症のポリオの発症から時間を経過し麻痺から回復した場合は，残存運動ニューロンからの再支配で巨大運動単位となり，運動単位数は著減しているが力は保たれる．
13) 運動単位の放電は全体としてランダムであることが力の安定につながる．同期すると振戦になる．
14) 筋疾患では一つの運動単位の生み出す力が弱いため，健常の状態と同じ力を出そうとすると多くの運動単位の動員が必要となる．
15) 脱髄による伝導ブロックが生じれば，機能する運動単位数が減少する．
16) ヒステリー患者では運動単位の動員パターンは保たれているので，力にみあった運動単位電位の出現を示す．上位運動ニューロン障害と同様である．
17) 自発放電の出現の有無，時期による相違などで神経原性変化といえどもまったく異なる筋電図所見を示す．

基本症例編

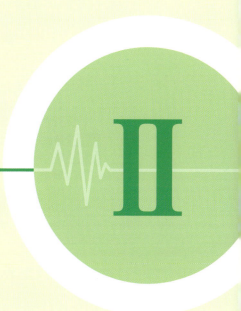

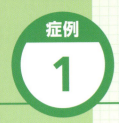

High amplitude MUP
大腿前面筋萎縮

患者：60歳男性

主訴 両下肢筋力低下

病歴 出生，発達に異常なかったが幼少期からかけっこは遅かった．
16歳から靴下を立って履くことが難しくなった．
35歳：階段で転倒し膝を骨折．この頃よりズボンをはくときに自分の足を手で持つようになった．
42歳：転倒し足趾骨折．
以後も43歳，44歳，46歳にも転倒して，膝を骨折し，50歳代からは座位から立ち上がるのに何かにつかまらなくてはならなくなった．

家族歴 類症なし．近親婚なし．

所見 顔面筋力正常，舌萎縮なし，大腿前面筋萎縮を認めるが軽度．
neck flx. 5, del. 4/4, bic. 5/5, tri. 3/4, ilio. 2/2, quad. 1/1, ham. 5/5, TA 5/5．
四肢腱反射消失．

検査値 CK 262 U/L

🔑 Keywords

高CK血症(200台)
下肢近位＞上肢の筋力低下・筋萎縮

電気診断のストラテジー

慢性経過の両下肢対称性の筋力低下であり，全身的な疾患を疑う．筋力低下の程度に比してCKの上昇が乏しく，筋萎縮が目立たない点が特徴的．慢性疾患では神経原性か筋原性かを針筋電図の運動単位波形で区別できる．腱反射が消失しており，神経伝導検査で無症候性の感覚神経障害の有無を確認する．

● Nerve conduction study

表1 神経伝導検査結果

	DML(ms)	CMAP(mV)	MCV(m/s)	SNAP(μV)	SCV(m/s)	F-wave Lat.(ms)
Rt. Median	3.0	9.2	56	14	55	26
Rt. Ulnar	2.3	6.3	61	21	49	26
Rt. Tibial	5.7	9.5	48	—	—	48
Rt. Sural	—	—	—	6.0	41	—

● 所見
明らかな異常所見を認めない．

● Muscle CT

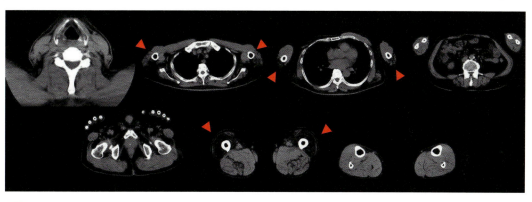

図1 全身筋肉 CT

● 所見
両側の特定の筋に脂肪置換が目立つ（三角筋，上腕三頭筋，腸腰筋，恥骨筋，大腿四頭筋：矢頭）．選択性のある筋原性か神経原性かは判別できない．

●Needle EMG

1-1　上腕二頭筋（Biceps brachii）　MMT 5　随意収縮：2mV/div

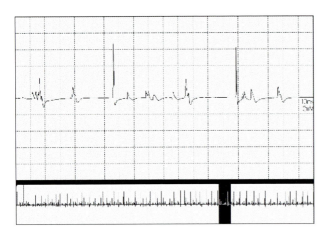

安静時放電はなし．軽い随意収縮での記録．一つのMUPは5mV以上と高振幅であるが持続時間は短く，筋線維密度増加よりは電極が少数の筋線維に近接しているためと考えられる．発火頻度10～12Hzと十分に増加している状況で3～4種類のMUPが確認でき，必ずしも運動単位の減少があるとは断定できない．軽度の慢性神経原性変化．

1-2　三角筋（Deltoid Middle）　MMT 4　随意収縮：2mV/div

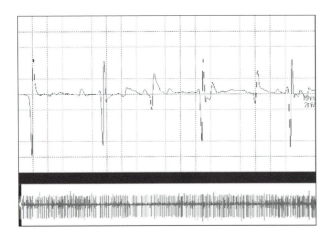

安静時放電はなし．振幅が10mVを超え，持続時間が長いMUPが高頻度（発火間隔50～60ms：16～20Hz）に放電している．通常，短持続MUPが豊富にみられやすい三角筋で基線が同定可能になり，いわゆるgiant MUPを認める．MMT4は再支配によって維持されている所見．

1-3　大腿四頭筋（Rectus femoris）　MMT 1　随意収縮：1mV/div

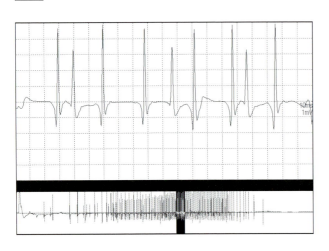

安静時放電はなし．完全に再支配が完成した神経原性MUPが認められる．かなり強い収縮でも2種類しかMUPが得られず，発火頻度は最大20Hz以上と上昇している．高度に萎縮した筋でMUPが減少しており神経原性疾患を決定づける所見．

● その他の所見

第一背側骨間筋では simple form の fasciculation potential（線維束電位）が少数認められた．

> **筋電図所見のまとめ**
> ● 安静時活動
>   fibrillation potential/positive sharp wave(PSW) なし：活動性なし
>   fasciculation potential あり：神経原性疾患
> ● 随意収縮
>   筋力の保たれている上腕二頭筋では所見乏しい/軽度の慢性神経原性変化の疑い程度
>   明らかに筋力低下，筋萎縮のある大腿四頭筋で慢性神経原性変化
>   電気診断 慢性非活動性神経原性変化

● Muscle biopsy（上腕二頭筋）

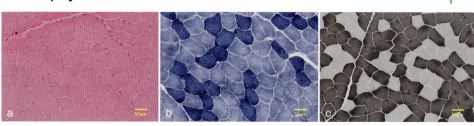

図2 左上腕二頭筋生検
a：HE. 明らかな大小不同なし．
b：NADH-TR. 筋線維間網の乱れなし．
c：ATPase pH10.9. Type 2 線維の小群集．

> **筋生検所見のまとめ**
> ● Fiber type grouping →慢性神経原性変化

● 遺伝子検査

[アンドロゲン受容体遺伝子解析]
AR 遺伝子 exon 1 上 CAG 繰り返し配列 21 回（正常 38 回未満）と異常伸張なし．

[SMN(survival motor neuron)遺伝子解析]
SMN1 遺伝子 exon7 および exon8 の欠失あり

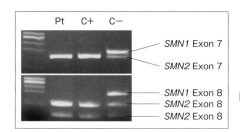

図3 SMN1，SMN2 遺伝子の exon7，8 を PCR で増幅し，電気泳動
Pt：患者検体，C＋：陽性対照，C－：陰性対照

診断 SMA Ⅲ
脊髄性筋萎縮症Ⅲ型

> **📖 疾患解説**
>
> **脊髄性筋萎縮症（SMA）とは**
>
> 脊髄性筋萎縮症(SMA)は，上下肢の近位筋に筋力低下・筋萎縮をきたす常染色体劣性の神経疾患で，前角細胞の変性による筋萎縮と進行性筋力低下をきたす．発症年齢ごとに病型が分けられており，フロッピーインファントで出生するSMA Ⅰ型(Werdnig-Hoffmann病)が有名である．胎生期にすでに神経原性筋萎縮が進行しており，筋病理的には大群集萎縮と筋線維タイプ群化が生下時には確認できることから，脱神経再支配が発生時から進行していることが疑われている．原因として多くの患者に5番染色体長腕にある*SMN1*遺伝子(survival motor neuron1)のホモ欠失が確認されている．神経細胞保護的にはたらく相同遺伝子*SMN2*のコピー数が多いと軽症化するといわれている[1]．発症年齢によってⅡ型（6か月～1歳半までに発症），Ⅲ型（1歳半以降発症，歩行獲得），Ⅳ型（成人型）と臨床的に分けられており，成人では幼年期からの下肢筋力低下で発症し，緩徐進行性のため肢体型筋ジストロフィーや球脊髄性筋萎縮症，封入体筋炎などとの鑑別が必要となる[2]．ただし成人型のSMA Ⅲ型やⅣ型においてSMN1遺伝子の欠失が確認されるのは約50％であり，陰性であっても否定できないことに留意すべきである．

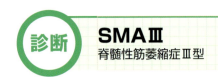

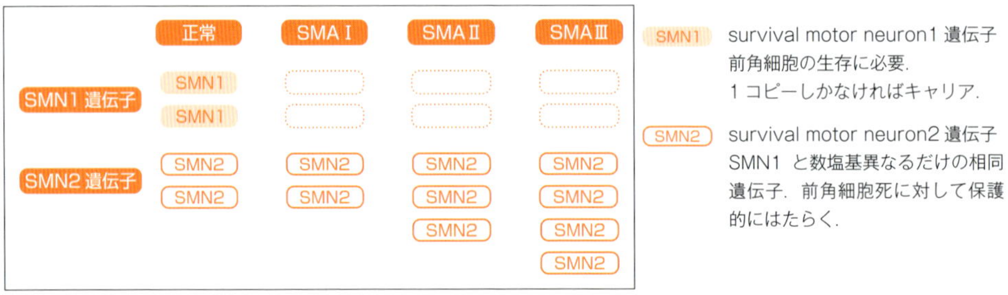

	正常	SMAⅠ	SMAⅡ	SMAⅢ
SMN1遺伝子	SMN1 SMN1			
SMN2遺伝子	SMN2 SMN2	SMN2 SMN2	SMN2 SMN2 SMN2	SMN2 SMN2 SMN2 SMN2

SMN1: survival motor neuron1遺伝子
前角細胞の生存に必要．
1コピーしかなければキャリア．

SMN2: survival motor neuron2遺伝子
SMN1と数塩基異なるだけの相同遺伝子．前角細胞死に対して保護的にはたらく．

図4 SMAの病型とSMN遺伝子との関係
SMNのバックアップ遺伝子である*SMN2*遺伝子のコピー数が多いほど軽症になる．

> **✏️ Lesson from the case**
>
> - 慢性進行性の下肢近位筋の筋力低下では，力が弱い筋での運動単位電位の量によって神経原性/筋原性を区別することがはじめに重要．
> - 全身性の疾患でも筋力が保たれている筋では，病理所見も軽度で筋電図でもはっきりしないときがある．
> - 神経伝導検査ではSNAP振幅低下に注目する．
> - 遺伝子検査で診断する疾患に対する筋生検の適応は慎重に判断．その際の生検部位は必ずしも障害が強い部位でなくてもよい．

脊髄性筋萎縮症（SMA）の筋電図所見

❶ 慢性に経過する成人の筋萎縮性疾患に対するアプローチ

　成人の慢性に進行する近位筋の筋萎縮・筋力低下をきたす患者の診療において，診察のみで神経原性疾患か筋原性疾患かを区別することは容易ではなく，随意収縮針筋電図が最も効率的に両者を区別しうる．慢性に経過する神経変性疾患の代表が運動ニューロン病である．この中には**球脊髄性筋萎縮症**，経過の遅い**筋萎縮性側索硬化症**以外にも，幼年期あるいは青年期に発症した**脊髄性筋萎縮症（SMA）**も含まれる．また**軸索障害型のCharcot-Marie-Tooth（CMT）病**と**遺伝性運動ニューロパチー（HMN）**の存在も忘れてはならない．一方で筋原性疾患には**封入体筋炎，肢体型筋ジストロフィー**以外にも多数のミオパチーが鑑別に挙がる．いずれにしても遺伝子検査，筋生検を行う前に筋電図を行う必要がある．

❷ 成人SMAの筋電図所見とは

　多くの場合，経過が緩やかであればあるほど安静時電位は確認しにくい．Fibrillation potentialやPSWは神経支配を絶たれた単一の筋線維の自発的な放電であり，神経再支配を受けると消失する．同心針電極の導出可能範囲を考慮すると，被検筋のなかで，脱神経されて再支配をまだ受けていない筋線維がどれぐらいの割合で存在するかを示しているのが安静時電位の「程度」ということになる（症例5参照）．

　ここには時間的な要素と空間的な要素がどちらも影響するが，慢性に経過する疾患では針電極で探索可能な数mm³の領域において，より多く関与するのは時間的な要素であり，fibrillation potentialやPSWがみられないこともある．一方で少数ながらもfasciculation potentialが確認されることがあり，MUPの随意的発火とは発火パターンでのみ区別される．Fasciculation potentialが確認されれば神経原性変化を強く示唆する所見であり，極めて重要な所見となる．

● High amplitude MUP

　軽い随意収縮で運動単位を確認すると，いわゆる古典的な"神経原性変化"が確認できることが多い．すなわち**運動単位電位は持続時間が長く，振幅が大きく，波形は整っており，動員が遅い．**強収縮時には残存MUPが40〜50Hzに及ぶ高頻度発火をするも基線が消失するにはいたらず，不完全干渉波形を呈する．運動単位電位の波形の変化は慢性的に進行した脱神経再支配によって筋線維密度が大きくなり，針電極で探索可能な数mm³の領域で確認できる運動単位の数は減少するものの，多くの再支配された線維が同期して発火するためと理解できる．

　通常MUPの振幅は針先の近傍にある筋線維との距離や太さに最も影響されるが，本例のような慢性神経原性疾患では筋線維密度と同期性の影響も大きく，古典的な意味でのHigh amplitude MUPと解釈してよい（図5）．

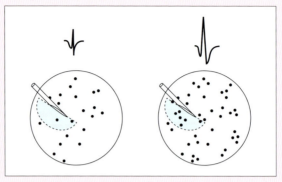

図5 High amplitude MUP
左：正常の運動単位．右：脱神経再支配を受けた運動単位．右では針電極で導出可能な領域の筋線維密度が上昇し，同期性もよいため，電位が大きくなっている．

　一方で動員については，筋力低下が乏しい，よく再支配された被検筋においてはわかりにくいこともあり，MMTで3レベルの筋力低下が明らかな筋で検査を行うことが望ましい．本患者の上腕二頭筋(MMT5)では運動単位の減少があると判断するのはためらわれたが，三角筋(MMT4)，大腿四頭筋(MMT1)では間違いなく動員が遅れている（発火頻度が上がっても次の運動単位が動員されない）ことが確認された．このように全身性の疾患でも筋力が保たれている筋では病理所見も軽度で筋電図でもはっきりしない所見となることはまれではない．実際に針筋電図で軽度の神経原性変化にとどまった上腕二頭筋の筋病理はfiber type groupingという軽度の神経再支配所見のみであり，これだけで原疾患の診断はできない．ただ，他の筋での明らかな神経原性変化とあわせて考えることで，筋疾患でなく，神経原性筋萎縮をきたす疾患の遺伝子検査を行う方針を立てることには有用であった．成人期の大腿筋力低下が特徴的な慢性疾患の一つで，本例との鑑別で最も重要な疾患は封入体筋炎である．封入体筋炎の筋電図所見として「神経原性変化と筋原性変化の混在」という記載を散見するが，これは肥大線維に伴う高振幅電位がよく捕まるために誤って記載されたものであり，通常は一般的な筋原性変化を認める（症例8参照）．封入体筋炎では，SMAと異なり深指屈筋が様々な程度で罹患するため，深指屈筋の筋電図で鑑別することが可能である．振幅や持続時間などのパラメータは電位の発生源と電極の位置という空間的情報が影響するためあてにならないこともあり，神経原性変化か筋原性変化かを鑑別する場合は運動単位電位の波形に頼らず，時間情報が多くを占める運動単位の多寡で判断する癖をつけることが重要である．

● **神経伝導検査**

　神経伝導検査は主に遠位の筋を検査していることを忘れてはならない．加えてSMAなど慢性の運動ニューロン疾患の代償され筋力が保たれている筋では一般的に神経伝導検査で異常はとらえられない．しかしながらF波では前角運動ニューロン減少を反映して出現率の低下，高振幅化，repeater Fなどがみられることがある．感覚神経電位に異常がみられる場合，CMTなどの末梢神経障害や，感覚神経電位

低下を伴いやすい球脊髄性筋萎縮症を考慮する必要がある.

● SMA の治療について

　本年,待望の SMA 治療薬が認可された(ヌシネルセンナトリウム:スピンラザ®).SMA の病態メカニズムは,先に示したように SMN1 遺伝子の欠損によって運動ニューロンの維持にとって重要である SMN タンパクのレベルが不十分であることと関連している.バックアップ遺伝子として持っている SMN2 遺伝子(わずか 10% しか全長型の SMN mRNA が転写されないが)のコピー数と重症度には関連があり,コピー数が多ければそれだけ SMN タンパク量が増えるので軽症となる.ヌシネルセンは SMN2 遺伝子の特定の配列に結合する改変アンチセンスオリゴヌクレオチドで,髄液中に投与することにより全長型の SMN タンパク質の産生を増加させる.これにより運動ニューロンの機能が改善し症状を改善すると考えられている.臨床試験では I 型を対象にした試験,II あるいは III 型などの遅発例を対象にした試験のいずれにおいても著しく効果があり,試験が途中で中止になるほどの結果が得られたため各国で承認されることになった[3〜5].このように変性疾患にも治療の選択肢が増えてきたため,正しい診断(遺伝子診断で確定)をして治療につなげるためにも,その前段階である筋電図などの補助検査の役割はいよいよ重要になってきたといえよう.

■ 文　献

1) Wirth B, *et al.*:Mildly affected patients with spinal muscular atrophy are partially protected by an increased SMN2 copy number. *Hum genet* 2006;**119**:422-428.
2) Lunn MR, *et al.*:Spinal muscular atrophy. *Lancet* 2008, **371**:2120-2133.
3) Kuntz N, *et al.*:Nusinersen in Infants Diagnosed with Spinal Muscular Atrophy (SMA):Study Design and Initial Interim Efficacy and Safety Findings from the Phase 3 International ENDEAR Study. Presented at the AAN 2017 Annual Meeting;Boston, MA;April 22-28, 2017. Abstract 002.
4) Schneider E, *et al.*:Nusinersen in Symptomatic Children with Later-onset Spinal Muscular Atrophy (SMA):Design of the Phase 3 CHERISH Study. Presented at the AAN 2017 Annual Meeting;Boston, MA;April 22-28, 2017. Abstract 184.
5) Mercuri E, *et al.*:Efficacy and safety of nusinersen in children with later-onset spinal muscular atrophy (SMA):interim results of the phase 3 CHERISH study. Presented at the AAN 2017 Annual Meeting;Boston, MA;April 22-28, 2017.

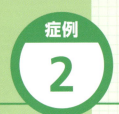

Early recruitment
高CK血症の統合失調症例

患者：55歳女性

主　訴　高CK血症の精査

病　歴　30歳から統合失調症で向精神薬を内服している．以前からしゃがむと立ち上がりにくかったが，気にしていなかった．採血でCK値が2,800 U/Lと高いことを指摘されたため紹介受診．本人に困ったことはあるか尋ねてもあまりないという．この数年飲んでいたリスペリドン（リスパダール®）が数か月前からペロスピロン（ルーラン®）に変更になっているとのこと．

所　見　疎通性はまずまず良好．顔面筋の筋力低下なし．嚥下困難なし．
neck flx. 4, del. 3/3, bic. 4/4, tri. 4/4, w. ext. 4/4, 握力 12kg/10kg, ilio. 4/4, quad. 5/5, ham. 4/4, TA 5/5
椅子からの立ち上がり自立，しゃがみ立ちは何とか可能，歩行安定だが臥床がち．
四肢腱反射正常．
肩関節外転時に疼痛あり，前方挙上時にはなし．
➡筋力低下はあるがADLは保たれており，努力不足か真の筋力低下か判別が難しい．

検査値　CK 2,454 U/L, 抗核抗体 5,120倍, 抗ARS抗体陰性, 抗HMGCR抗体陰性, 抗SRP抗体陰性．

🔑 Keywords

統合失調症，高CK血症（2,000 U/L台），向精神薬内服，有症候性（無自覚性）．

〰 電気診断のストラテジー

診察上，筋力低下はあるが精神疾患がありbest effortかどうかが不明．腱反射は保たれておりCK上昇の程度が著しいことから神経原性疾患は当初から考えにくい．
CK上昇の程度に比して自覚症状が乏しく，薬剤性の横紋筋融解症や先天性のミオパチー，代謝性の高CK血症なのか，筋炎などの後天性筋疾患なのかを鑑別．
疎通性の問題もあり，侵襲を最小にするために電気診断は針筋電図のみを施行．

● Muscle CT

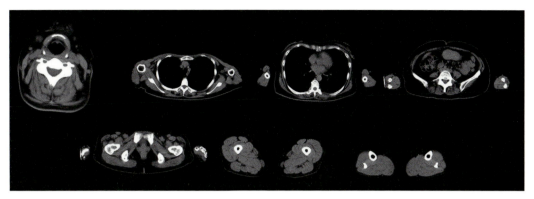

図1 全身筋肉CT
明らかな筋萎縮や脂肪置換などは認めない．

● Needle EMG

2-1 三角筋（Deltoid middle）　MMT 3　随意収縮：500μV/div

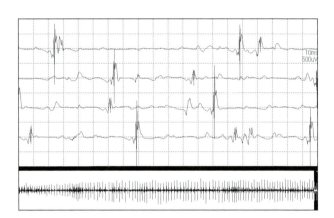

Rise time の短い spike を有する MUP が5Hz 程度で発火しており，運動単位数減少はみられない．さらに力を入れないと動員パターンは評価できないが，この時点で少なくとも背景になまった波形の電位が複数確認できる．

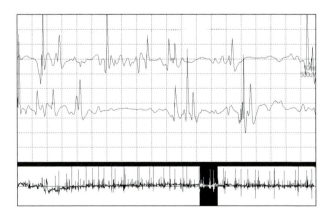

針先の位置を少し移動すると（動画の後半部分），当初多相性と評価された MUP は三相性の大きな波形となり，また背景に見えたなまった波形もきちんと MUP と確認できる．MMT3 の筋の弱収縮でこの量のMUP が動員できる場合は筋原性の機序を考えなくてはならないが，疼痛があるためMMT の信頼度が低い．

症例2：Early recruitment

2-2 上腕二頭筋（Biceps brachii） MMT 4 随意収縮：500μV/div

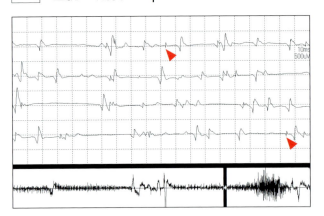

針先の位置が悪く，運動単位を適切な位置から捕捉できていない．このような場合でも動員の評価は可能で，弱収縮時から多くのMUPが確認できる．少数のsmall amplitude short duration MUPが確認できる（矢頭）．後半部，中等度以上収縮で突然大きなMUPが混入するのは針先の位置の影響で，やはりMUPが減少していないことが確認できる．神経原性変化がないことは言えるが，評価困難な検査結果．

2-3 大腿直筋（Rectus femoris） MMT 5 安静時：100μV/div，随意収縮：500μV/div

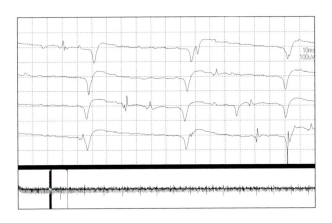

安静時では持続的に陽性棘波（positive wave）が出現しており，背景に低頻度の線維性放電（fibrillation potential）が混在している．Positive waveの陽性頂点が少しdullである（とがっていない）ため，高い音の成分が入らず聞き取りにくい．そのため聴覚が頼りの周期性評価は少し難しい．

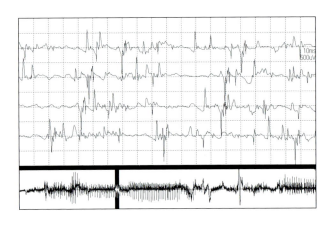

随意収縮では運動単位は豊富で早期動員傾向がみられる．（大腿直筋は，通常，弱収縮では数個のMUPしか動員できない強力な筋で，MUPは大きな波形がみられやすい）．持続時間の短い多相性なMUPが散見され，線維密度の減少した運動単位が密集している状況が疑われる．活動性の筋原性変化が疑われる．

● その他の所見

三角筋，上腕二頭筋でも安静時電位はあるが，少数であった．

> **筋電図所見のまとめ**
> ● 安静時活動
> fibrillation potential/positive sharp wave(PSW)：上下肢にあり．
> fasciculation potential なし．
> ● 随意収縮
> 運動単位電位の減少なし．早期動員傾向がみられる．MUP の波形は持続時間が短く多相性のものや，"small MUP"がみられる．全体としては安静時放電の程度に比べ随意収縮での変化は目立たない．しかし広範な領域で安静時電位が確認されるにもかかわらず，運動単位の減少がないこと自体が筋原性変化を裏付ける．
>
> **電気診断** 活動性筋原性変化

● Muscle biopsy（上腕二頭筋）

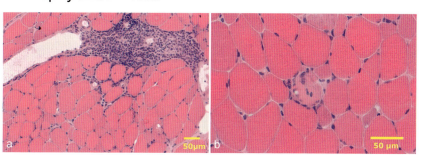

図2 左上腕二頭筋生検
a：HE 染色．筋線維の大小不同が目立ち間質は開大している．筋周鞘内の血管周囲の細胞浸潤を認める．炎症細胞が非壊死線維の周囲を取り囲み，筋線維へ侵入する像を認める．
b：HE 染色．壊死線維を認める．

> **筋生検所見のまとめ**
> ● 活動性筋原性変化．多発筋炎に矛盾しない．

● 治療経過

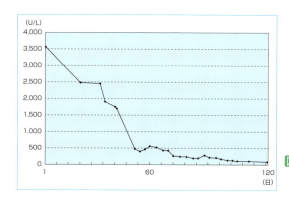

図3 血清 CK の経過
プレドニン治療で順調に血清 CK は減少した．

診断 Polymyositis
多発筋炎

> **📖 疾患解説**
>
> **特発性炎症性ミオパチー**
> 現在は病理学的分類を基準に考え，免疫性のミオパチーにおける自己免疫性壊死性ミオパチーは重要である．厳密な意味での多発筋炎(PM)はまれなものと考えられ，治療反応性も異なる．

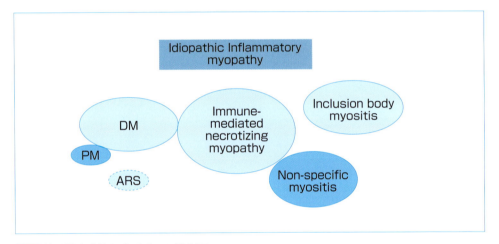

図4 特発性炎症性ミオパチーの概念図
(Muscle Study Group/European Neuro Muscular Centre (MSG/ENMC) 2004)
(文献1等の分類を中心に作図)

> **⚠ Lesson from the case**
> - 病歴上経過が不明の場合は，筋電図の被検筋は網羅的にならざるを得ない．
> - 疼痛がある関節をまたぐ筋の徒手筋力テストはあまりあてにならない．
> - 薬剤性横紋筋融解症と特発性炎症性ミオパチーの鑑別は筋電図のみでは難しく筋生検が必要である．
> - 早期干渉傾向は筋炎の早期，特に筋力低下が軽度の場合ははっきりしないこともある．

多発筋炎(polymyositis)の筋電図所見

❶ polymyositis(多発筋炎)とは

　polymyositisは特発性炎症性筋疾患(idiopathic inflammatory myopathy:IIM)のうち，1975年にBohanとPeterが記載した，皮疹を伴わず他の神経筋疾患でないものという定義から，現在は病理学的特徴を加味した診断名称に変わりつつある[1]．すなわち特徴的皮疹がなく，対称性の近位筋優位の筋力低下を示し，血清CKの上昇があるという臨床的特徴に加え，筋生検病理にてMHC class I抗原の発現亢進を認める非壊死筋線維をT細胞がとりかこみ，筋線維内に侵入する像を呈するもの，と定義された[1]．従来の，壊死再生線維と炎症細胞浸潤をもって多発筋炎と診断していたとらえ方と比べると，より限定的な疾患概念となり，真の多発筋炎は従来考えられていたより頻度が少ない疾患ではないかと考えられている[2,3]．特徴的筋病理を伴わない多発筋炎疑い症例(壊死再生プロセスがあるが，筋組織に直接リンパ球が侵入する像がなく，炎症細胞浸潤も血管周囲の軽度にとどまるもの)の多くは壊死性ミオパチーとして分類される．近年，抗SRP抗体や抗HMGCR抗体が関与する病態も含め新たな疾患概念として整理されつつある[4]．現時点で，各病型別に筋電図所見の特徴を比較検討した報告はなく，「活動性筋原性変化を認める」と共通した記載があるのみである．そのためここでは，封入体筋炎を除いたすべての炎症性ミオパチーに共通する特徴について考察する．

❷ 活動性筋原性変化とは

　筋炎の診断にもっとも重要な所見は活動性変化，すなわち安静時自発放電である．刺入時電位の亢進とあわせ，文献では"irritable myopathy"と記載される．筋壊死は通常長い筋線維の途中で起こり，筋線維を途中で分断することになる(segmental necrosis)．神経筋接合部の存在する神経終板の集積部位より遠位側の断端は脱神経筋線維となるため，神経原性疾患と同様に自発放電(fibrillation potentialやPSW)を発する(図5)．この所見は筋が再生して電気活動が正常化すると消失するため，自発電位の多寡は針先から捕捉できるわずかな範囲に存在する筋線維の中に現在脱神経状態にある筋線維がどれぐらいの確率で存在するかということと同義であり，数多くの筋線維が壊死に陥っていればそれだけ豊富な電位がみられることになる(症例5参照)．すなわち活動性の神経筋障害を反映する所見に他ならない．この所見だけでは神経原性変化と区別することができず，随意収縮時の早期動員傾向やいわゆる"myopathic MUP"が伴って「活動性筋原性変化」ということができる．

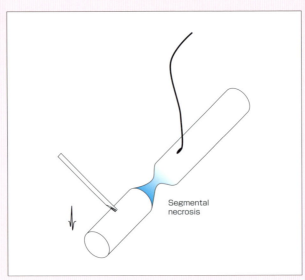

図5 segmental necrosis（分節性壊死）をきたした筋線維
筋線維の途中で損傷があると神経終板がない側の線維は脱神経線維となり，自発放電を発する．（実際の針電極はこれより巨大）

❸ サンプリングに関して

　慢性のミオパチーの患者に針筋電図を行うと，軽い随意収縮を指示しても筋電計の画面が干渉波でいっぱいになり即座に診断がつくことがある．これは運動単位一つあたりの出力が減少しているため，目的とする筋力を出すために多くの運動単位を動員しやすい傾向（早期動員傾向）があるためである．さらに，筋萎縮により小さくなった運動単位が狭い容積に密集して存在するため，針電極から捕捉しやすくなっており「あたっている」MUPが画面上に描画されやすいからでもある．ところが，一般に炎症性筋疾患は急性期に針筋電図を行うことが多いため筋萎縮をみることは少ない．また筋および皮下組織は一般的に浮腫を起こしており，慢性ミオパチーのように高度な早期干渉傾向を示さないこともあるばかりか，浮腫のため運動単位電位の波形がなまってしまい，波形図2-2のようになる場合もある．その場合でも針先に近い場所にあるbrief low amplitude potentialの存在や，動員パターンが保たれていること（MU lossがないこと）に気を付けながら，適切なサンプリング部位を求めて検査部位を変えていくことが重要である．

❹ 筋原性変化＝ early recruitment?

　さて筋原性疾患では運動単位の動員は本当に「早期」なのであろうか．神経原性疾患では運動単位数が減少するため，筋力の増加に応じて新たに動員されてくる運動単位電位が乏しく，現在発火している運動単位の発火頻度を増やすしかない．そのため"rapid firing, late recruitment"の状態になる．一方で，筋原性疾患の場合はこの発火頻度と動員スピードの関係に変化はみられない[5]．つまり"normal firing, normal recruitment"になるはずである．しかしながら前項で述べたように特に慢性のミオパチーなどでは画面をMUPが埋め尽くし，単一のものを同定することが困難なほど「動員が早い」ようにみえる．これは前述のように運動単位一つあたりの出力の減少を，新たな運動単位の参加により代償している現象であるが，その時の出力される力の程度には見合っているものとなり，厳密には"normal recruitment"である．しかしながら検者が求めている力はそれよりも強く，ミオパチー患者は検者が意図するよりも強い収縮努力を強いられることになるため，容易に中等度収縮をしてしまう傾向にある．このため，早期に動員されているようにみえるというのが early recruitment のからくりである（図6）．ミオパチー患者に対して注意して最弱収縮を指示すればするほど，正常な動員パターンにみえることがまさにこの事実を表しているといえよう[5]．

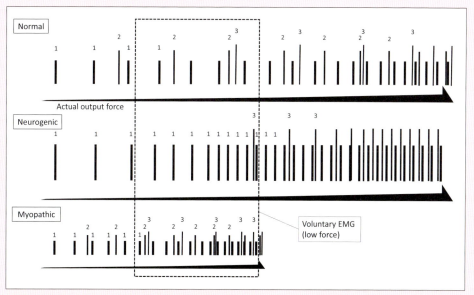

図6 運動単位あたりの出力（縦軸）と実際合計で出力される力（横軸）．
MUP動員パターンの関係．筋原性変化では運動単位あたりの出力が小さいため，被験者に要求される力（actual output force）が増えると多くのMUPが動員されなければならない．新たに動員されるMUPと一つ前の運動単位との発火頻度の比は正常と変わりないが，同じ合計出力で比較したとき，明らかに多くのMUPが動員されているためearly recruitmentと評価される．

⑤ 本症例の筋電図所見について

本症例では比較的慢性の経過が疑われるものの，上肢の針筋電図で画面を波形が覆いつくすほどの高度な変化はみられていない．背景に精神疾患があるため病歴が不正確である可能性も考慮すると，経過自体が本当は短い可能性もある．上肢の筋電図に関しては安静時電位があり，運動単位の減少がないために活動性筋原性変化が疑われるものの，随意収縮での所見は軽微であった．評価に悩むほど所見が軽微であるようにみえる理由の一つとしてサンプリングの問題（あたっていない，被検筋が適切でない）があげられる．**所見があいまいな場合は最も筋力低下の強い筋での所見を信頼するべきである**が，本症例の三角筋のMMT 3という情報は，疼痛の

ための運動抑制の可能性があるため信頼できない．結果的には大腿直筋での豊富な安静時放電と随意収縮時の正常〜早期のMUP動員傾向から診断に至るわけではあるが，本症例のように臨床像にアクセントを欠く場合は網羅的に被検筋を選択することも重要である（成書では，ミオパチーを疑った場合，上下肢近位筋および遠位筋のそれぞれ2か所ずつを検索するように記載されている[6]）．

　本症例の上腕二頭筋の筋電図所見と対側の上腕二頭筋の筋生検所見は一見乖離しているようにみえる．しかしながら，よくみると正常に保たれている筋線維は比較的多く，病期がまだ早いため，障害を受けている運動単位と免れている運動単位が混在している可能性が疑われる．この場合は，弱収縮で動員されてくる運動単位電位が障害を受けている運動単位由来ものとは限らず，むしろ正常MUPが捉えられることはよく経験される．弱収縮筋電図はあくまでも被検筋を構成している運動単位のごく一部の動態を評価しているだけであり，全体像をつかむには力を漸増し，多くのMUPの特徴に注目しなければならない．以上のように，筋炎患者における随意収縮針筋電図は解釈がことのほか難しく，混乱を招くことも多いため，基本である安静時自発放電の有無と，力と比較したMUPのrecruitment状況に着目して評価を心掛ける必要がある．

■ 文　献

1) Hoogendijk JE, *et al*.：119th ENMC international workshop：trial design in adult idiopathic inflammatory myopathies, with the exception of inclusion body myositis, 10-12 October 2003, Naarden, The Netherlands. *Neuromuscul Disord* 2004；**14**：337-345.
2) van der Meulen MF, *et al*.：Polymyositis: an overdiagnosed entity. *Neurology* 2003；**61**：316-321.
3) Chahin N, *et al*.：Correlation of muscle biopsy, clinical course, and outcome in PM and sporadic IBM. *Neurology* 2008；**70**：418-424.
4) Basharat P, *et al*.：Immune-Mediated Necrotizing Myopathy：Update on Diagnosis and Management. *Curr Rheumatol Rep* 2015；**17**：72.
5) Daube, JR. AAEM minimonograph #11：Needle examination in clinical electiomyography.
6) Sanders DB, *et al*.：Analysis of the electromyographic interference pattern. *J Clin Neurophysiol* 1996；**13**：385-400.
7) Preston DC, *et al*.：Electromyography and Neromuscnlar disorders：clinical Elechomyographic correlations 3rd Ed, Sanders 2012.

針電極刺入時のコツ

　針電極を刺入するときが患者に最も苦痛を与えるときである．検査経験が増えるにしたがって徐々に患者に与える苦痛を最小限にしながら，評価に耐える記録を短い時間でとれるようになるが，そこにはいくつかのコツが存在する．

　まず針を刺入する前から，皮下に存在する筋の大きさ，筋線維の走行，収縮時の状況などをイメージしてみる．その上でどれぐらいの抵抗をどの方向にかければ被検筋を最も効率的に収縮させられるかを針刺入前に試行し，その後で筋腹の中央付近を狙って刺入する（motor point が集積していることが多いとされている）．また筋腹中央には重要な血管や神経が走行していることはまれで，表在静脈を避けるようにすれば出血も少ない．刺入部位をアルコール綿などで清拭し，アルコールが十分乾いたことを確認してから電極を刺す（アルコールはしみる）．電極を母指と示指で把持して針のベーベル（斜めにカットされている面）が上になるように刺すと切れ味がよい．被検者に検査開始を告げたあと皮膚を引っ張り緊張させ，可能な場合は垂直に（皮下の通過時が最も疼痛が強いため距離を短くする）針電極を刺入し，素早く筋膜まで到達させる．筋膜を貫いたら「痛いところは終わりましたので楽にしてもらって結構ですよ」と声かけをすると筋弛緩が得られることが多い．刺入時電位，安静時電位の評価のため，いったん刺入したら方向は変えず，わずかずつ（0.5〜1mm）電極を差し込んでいく．針の切れ味にもよるが，ゆっくり押しただけでは筋線維を圧迫するだけで新たな部位に針尖端が再配置されないので刺入時の雑音が（いい音が）十分確認できる勢いで進める．いったん進めたらしばらくの間（2秒間より長く）静止し fibrillation potential や fasciculation potential の出現を確認し，なければまた進める，を繰り返す．所見が得られなければ皮下まで引き抜き，角度を変えてまた新たな領域を探索する[1]．この間に針先が神経終板に近接した場合は endplate noise や endplate spike が観察され，患者はなんともいえない疼痛を自覚するためあわてて少し引き抜いたほうがいい．針電極と電極入力箱をつなぐケーブルが揺れると基線が動揺するため気をつける必要がある．安静時電位の評価が終了したら随意収縮の評価に移る（Column4 参照）．患者が自分の病気の診断のために相当我慢をしていることを十分意識して，検者は常に疼痛を最小限にする努力を怠らないようにするべきである．

■ 文　献

1) Daube JR, *et al*：*Clinical Neurophysiology*. 2009：Oxford University Press.

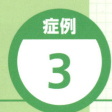

症例 3 Small hand muscle atrophy
左握力低下とふるえを訴える若年男性

患者：21歳男性

- **主訴**　左手のふるえ．
- **病歴**　4年前に左の握力が弱いと健康診断で指摘された．最近左手がふるえるようになったため紹介受診．
- **既往歴・家族歴**　特記すべきことなし．
- **所見**　身長178cm，体重66kg．
握力 右41kg/左21kg，左前腕および小手筋（小指球筋のほうが母指球筋より高度）の筋萎縮を認める．顔面筋および舌の萎縮はない．
MMT del. 5/5, bic. 5/5, tri. 5/5, w.ext. 5/5, w.flx. 5/5, f.ext. 5/4, f.abd. 5/4，下肢正常，左姿勢時振戦あり（5Hz程度），BTR ↓/↓，TTR ↑/↑，両側Hoffmann陽性，下肢DTR ↑/↑，Babinski徴候陰性，感覚障害なし．

🔑 Keywords

慢性の一側上肢遠位筋力低下（手指伸展，外転）・筋萎縮（前腕・手），小指球優位の筋萎縮，振戦

❓ 鑑別診断は

- 頸椎症性脊髄症
- C8 神経根障害
- 肘部尺骨神経障害
- 運動ニューロン疾患
- 多巣性運動ニューロパチー

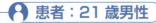 電気診断のストラテジー

遠位筋優位の一側の筋萎縮，筋力低下（monomelic amyotrophy）であり，局在診断が重要．病変の分布からC8神経根支配領域を中心とした萎縮を認めるが，まずは神経伝導検査で頻度の高い尺骨神経障害とくに肘部尺骨神経障害（ulnar neuropathy at elbow：UNE）の否定をする．生理的圧迫部位以外の伝導ブロックの有無で多巣性運動ニューロパチーも否定できる．針筋電図ではまず神経原性変化であることを確認する．そのうえでC5からT1までの支配筋を検索し，レベル診断を行う．僧帽筋など一部脳神経支配である筋も検索し運動ニューロン疾患の否定も行う．

● Nerve conduction study

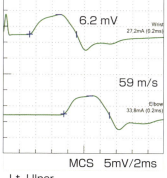
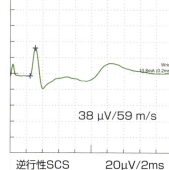
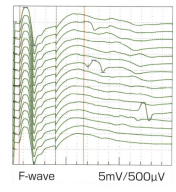
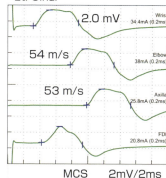
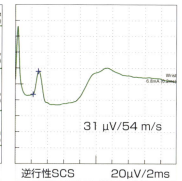
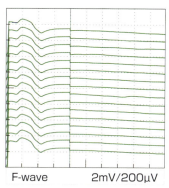

図1　左上肢の神経伝導検査
上段正中神経，下段尺骨神経．正中神経は基準範囲内だが尺骨神経の複合筋活動電位（CMAP）振幅は2mVと低下し（FDI導出でも一緒）ているが，知覚神経活動電位（SNAP）振幅は保たれており，神経節前病変（preganglionic lesion）あるいは運動ニューロン損失（motor neuron loss）が示唆される．F波の導出も不良．

● 症例写真

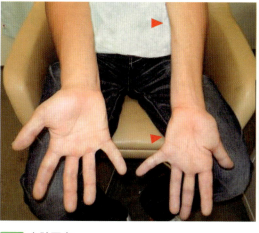
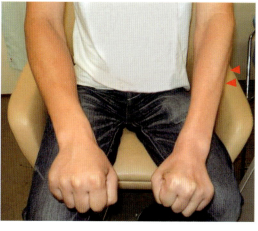

図2　上肢写真
左前腕尺側優位・小指球優位（腕橈骨筋は残る）の筋萎縮（矢頭）を認める．

症例3：Small hand muscle atrophy

● Needle EMG

3-1 第一背側骨間筋（1st dorsal interosseous） MMT 4 安静時：100μV/div, 30ms/div

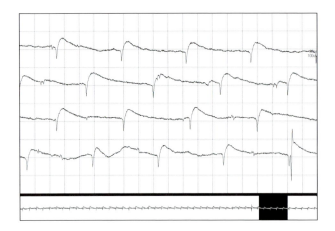

安静時の記録．急峻に下がる陽性波が頂点を形成したのち，なだらかに立ち上がり，陰性にふれてから基線に復する典型的な陽性棘波が120〜150ms間隔で規則的に放電している．背景に他にも2種類の放電が混入している．記録終わり近くにfasciculation potentialを認める．

3-2 第一背側骨間筋（1st dorsal interosseous） MMT 4 随意収縮：1mV/div, 10ms/div

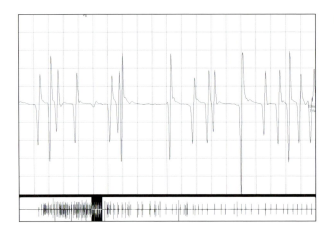

陽性からはじまるが，陰性に急峻にふれ4mVあるいは8mVの振幅のMUPが高頻度に発火している．3種類の形状が類似したMUPがあり，それぞれが高頻度で発火するため発火間隔が短くみえる．持続時間が短いがおそらく再支配電位と考えられる．

3-3 上腕三頭筋（Triceps brachii） MMT 5 随意収縮：1mV/div, 10ms/div

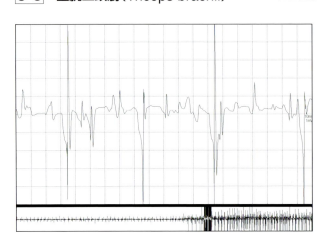

3種類のMUPが5〜11Hzで発火しており正常パターン．途中から動員されてくる10mV程度のMUPはおそらく再支配電位と考えられる．安静時放電もなくMMTでも保たれているがsubclinicalな脱神経再支配の存在が示唆される．なお，三角筋，上部僧帽筋では異常を認めなかった．

筋電図所見のまとめ

- 安静時活動
  第一背側骨間筋で positive sharp wave(PSW)および fasciculation potential を認めた.
- 随意収縮
  第一背側骨間筋(C8, T1)では高度な,上腕三頭筋(C7)では軽度の慢性神経原性変化を認めた.

電気診断 C8, T1＞C7 に慢性神経原性変化を認める.

●頸椎 MRI

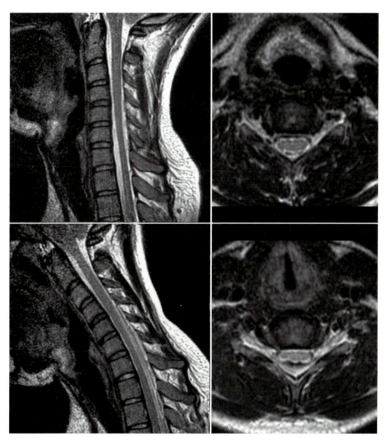

図3 T2 強調画像矢状断(左),C7 レベル冠状断(右).
下段は前屈位での撮影.全体的に脊髄前後径の短縮を認め,前屈にて脊髄が前方に移動し,後方成分(硬膜管後壁)から圧排されている.

追加の病歴
高校では剣道部で,1年に10cm以上身長が伸びたときもあった.寒いのは苦手で冬になると物をよく落とす.

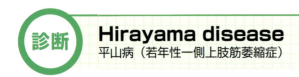

診断 Hirayama disease
平山病（若年性一側上肢筋萎縮症）

📖 疾患解説

平山病（若年性一側上肢筋萎縮症）

平山病は 1959 年に平山らによって報告された疾患で，若年（10〜20歳代）において一側性または一側優位性に前腕以下の筋に遠位優位の筋萎縮・筋力低下を認め，数年後には停止するとされる疾患である[1]．当初わが国の全国調査では 300 例前後と報告されたが，その後日本をはじめとしたアジア諸国からの報告のみならずヨーロッパ，北米からの報告も増え，現在までに文献上 1,500 人程度の患者が報告されている[2]．1978 年初めて病理報告がなされ，その後の検討より頸部前屈時に硬膜管後壁が前方に移動することにより起こる頸髄の反復圧迫性循環障害による前角細胞の壊死が原因とされている[3]．臨床的特徴は，① 9：1 と男性に多い，② 15〜17 歳が発症のピークで初診は 2 年後が多い，③ 緩徐に進行し，その後停止する，④ 右手に多く 7 割が一側性，⑤ 小手筋を中心に前腕尺側優位の萎縮があり（oblique atrophy），感覚障害は乏しい，⑥ 寒冷麻痺（寒くなると筋力低下が増悪する），⑦ 手指振戦がある，であり，わが国の研究者たちによりその臨床的特徴が詳細に記載されている．頸椎カラー療法による成長期の頸椎前屈制限が進行停止に有用であり，未診断例や ALS の診断を受けている症例もあることから，筋電図検査の施行医はその特徴を十分に記憶しておく必要がある．

✏️ Lesson from the case

- 尺骨神経障害と C8 髄節障害は伝導検査と針筋電図の両方を用いて区別する．第 5 指の SNAP が重要である．
- レベル診断の際，脊髄症では運動ニューロン群は上下方向に広がりをもつため，純粋な支配筋以外にも神経原性変化が広がっていることはまれではない．
- 小指球筋のほうが母指球筋より筋萎縮が高度な場合（ADM の CMAP のほうが低値の場合），ALS の可能性は低い．

平山病の筋電図所見

❶ 平山病の筋電図診断について

　平山病の電気生理学的所見に関しては，脊髄前角に選択的な循環障害による細胞脱落を反映して，C7・C8髄節支配筋を中心とした慢性神経性変化がみられることが一般的である．しかしながらこれのみでは頻度の高い下位頚髄の頚椎症性脊髄症と区別することは難しい．注目すべきは，①**小指球優位の筋萎縮**，②**感覚がまったく障害されないこと**，③**運動単位数の減少では説明不可能なほどF波の出現頻度が低下すること**，である[4]．F波の導出率減少は特に前角細胞の興奮性を反映していると考えられ，対側の手を握るなどの賦活を行うと出現頻度が上昇する．小指球萎縮に関しては，鑑別の最重要疾患である筋萎縮性側索硬化症（ALS）で母指球優位に筋萎縮することがよく知られており（split hand sign），本疾患とは対照的である[5]．脊髄性筋萎縮症は障害髄節に依存するものの，同じC8障害であれば通常母指球と小指球で障害に偏りはない．本症例では第一背側骨間筋（C8，T1）での高度な活動性慢性神経原性変化，上腕三頭筋（C7）で軽度の慢性神経原性変化があるものの，C5・C6支配の三角筋，頚神経および副神経脊髄根支配の上部僧帽筋で異常がなかった．また小指外転筋（C8）導出の尺骨神経刺激CMAPは低下しているものの，短母指外転筋（T1）導出の正中神経CMAP振幅は保たれていた．すなわちC8を中心として広がりをもつ前角運動ニューロン障害に矛盾しない結果であった．このような結果はC6・C7椎間板の左優位の突出に伴う頚椎症性筋萎縮症，腕神経叢障害（下神経幹障害），尺骨神経障害でも起こりうる．腕神経叢障害と尺骨神経障害は感覚神経異常を検出して否定することになる．頚椎症性脊髄症では画像に頼らなければ鑑別が困難なケースも多いが，実臨床では，はじめに記載された **oblique atrophy**（腕橈骨筋をさけて前腕尺側が萎縮する）や指では伸筋群が，手首では屈筋群が好んで侵されるなどの診療徴候が有用であることは覚えておくべきである[6]．

❷ C8支配筋萎縮の鑑別診断

　C8神経根障害と尺骨神経障害，また下神経幹障害を鑑別することは神経電気診断の重要なテーマである（症例17参照）．C8が障害されると多くの尺骨神経支配の手内筋（骨間筋，小指外転筋）および尺側手根屈筋，正中神経支配の母指内転筋，虫様筋，橈骨神経支配の固有伸筋などが萎縮するため，前腕の半側以遠が萎縮してみえる．鑑別にあたってはまず**感覚障害の有無を確認し，ある場合は第5指導出尺骨神経SNAPを導出する**．高度に振幅が低下していた場合，尺骨神経麻痺あるいは下神経幹障害が考えられる．両者の鑑別は内側前腕皮神経のSNAPで行う．感覚障害があるにもかかわらずSNAPが保たれていた場合，病変は後根神経節細胞より近位側に存在していることが疑われる．遠位型の神経痛性筋萎縮症では，病変は神経節よりも遠位であるにもかかわらずSNAPは多くの例で保たれるとされているため注意が必要であるが[7]．次に尺骨神経の運動神経伝導検査を行いUNE (ulnar neuropathy at elbow)やUNW(ulnar neuropathy at wrist)，MMN(multifocal motor neuropathy)の否定を行う．その後，正中神経や橈骨神経のCMAPを確認し，障害の偏りを確認しながら針筋電図の戦略を立てる．

　針筋電図ではC8筋以外にどこまで障害が広がっているかを鑑別する．単にC8に限局している場合，C8を中心に下位頸髄の髄節に広がっている場合，上肢全体に広がっている場合，他肢に広がっている場合など，様々なパターンがありうるため，疾患を特定していくのに有用である．脊髄症であっても，ある筋を支配する前角運動ニューロンプールは脊髄内で頭尾方向に長く分布しているため，画像所見から疑われる部位より広範に筋電図異常は分布することを心得ておき，若年，男性，一側性，振戦，進行後停止などのキーワードがそろえば本疾患を疑って検査を進めていくべきである

■文献

1) 平山惠三：【平山病をめぐって】平山病の発見と概念の確立．神経内科　2006；65：213-221．
2) Jin X, et al.：Electrophysiological differences between Hirayama disease, amyotrophic lateral sclerosis and cervical spondylotic amyotrophy. BMC Musculoskeletal Disorders 2014；15：349.
3) Hirayama K, et al.：Focal cervical poliopathy causing juvenile muscular atrophy of distal upper extremity：a pathological study. J Neurol Neurosurg Psychiatry 1987；50：285-290.
4) 桑原　聡．ほか：若年性一側上肢筋萎縮症の神経生理学的所見：診断および病期判定における有用性．臨床神経学 1999；39：508-512．
5) Kuwabara S, et al.：Dissociated small hand muscle involvement in amyotrophic lateral sclerosis detected by motor unit number estimates. Muscle Nerve 1999；22：870-873.
6) 平山惠三：3. 若年性一側上肢筋萎縮症(平山病)の診断と治療．日本内科学会雑誌 1996；85：393-398．
7) Van Alfen N, et al.：Sensury nerve conduction studies in neuralgic amyotrophy Am J Phye Med Rdabil, 2009；88：941-946．

Column 4

可聴域と筋電図信号

　音の高さ(ピッチ)は周波数で表され，高い音は周波数が高い．健康なヒトの可聴域(聞き取ることができる音の高さの範囲)はおおむね20Hzから高くても20,000Hzとされており，これより上はultrasound(超音波)となる．一方で，生体内で生じる波動の周波数帯域は広範囲にわたるが，同心針電極で得られる筋電図信号はおおむね2Hzから10,000Hzの間に分布する．これは周波数遮断フィルターをゆるい設定にして得られた生体信号を高速フーリエ変換した場合に得られた周波数分布からわかる[1]．つまり筋電図の情報はすべてヒトの耳で「聴ける」ことになる．そのため検者は波形を画面に描画せずともスピーカーからの音として筋電図情報を確認できる．時間分解能あるいは弁別能として視覚と聴覚のどちらが勝るか個人の能力の違いによるところが大きいが，両者の情報を組み合わせて評価するほうがより情報認知の質が勝ることは間違いないため，検査中はスピーカーのボリュームを上げるほうが耳が鍛えられる(また患者の随意収縮のコントロールにおけるフィードバックとしても大きな音は推奨される)．

■文献

1) Kimura J：Electrodiagnosis in Diseases of Nerve and Muscle：Principles and Practice. 2013：OUP USA.

随意収縮時の針筋電図評価の tips

　随意収縮時の評価においては注意する点がいくつかある．まず評価する筋にどうやったらうまく力を入れさせることができるか（調節させることができるか），そのためにはどの姿勢にしてどの方向に抵抗を与えるとよいか，抵抗としてあてがっている検者の手で感じるその筋の「筋力」は針が刺入された筋の「筋力」とみなしてよいか，などである．例えば腓腹筋などはとても強力な筋であり，足底に検者の手をおいて底屈に抵抗したとしても軽い力ではほとんど収縮しない（ヒラメ筋で十分である）．このときの手に感じる筋力はヒラメ筋のものが主体であるので，中等度以上に抵抗を加えてやっと動員されてくる腓腹筋の MUP を確認して「動員不良」と判断してしまってはならない．同様のことは単なる肘関節屈曲筋である上腕筋（Brachialis）と肘関節屈曲に加え前腕回外，肩関節屈曲などの作用も併せ持つ2関節筋である上腕二頭筋（Biceps brachii）にもいえる[1]．抵抗している手に力を感じるのに MUP が捕捉できないときは同様の機序で協力筋がはたらいてしまっていないかを再検討する必要がある．一方で，被検者は目的とする筋を検者の指示に従って弱い力から強い力まで調節して力を入れなければならない．あらかじめ口頭で十分な教示を与えていても，被検者によっては忠実に医師の指示を守ろうとするあまり，力を入れ過ぎてしまうこともある．そういう場合は針刺入前に力の入れ方をデモンストレーションさせた後で「上手に力が入れられています．ですが実際には先ほどの力の 10 分の 1 程度の力で結構です．」と教示して針を刺入後に最弱収縮で検査を開始する．被検者はこの程度でよいのかいぶかしく思っている間に抵抗する手の力を増やすと，被検者は何も言わなくても収縮努力を増やす．この抵抗する手の力の抜き入れで被検者の収縮力のコントロールができるようになれば MUP の捕捉（focusing）自体も容易に可能となる．

　随意収縮時針筋電図で最も避けなければならないのは筋内で針が曲がってしまうことである．いったん曲がってしまうと疼痛も著しく，筋線維を断裂してしまうことになりかねない．針を刺入する方向は筋線維の方向に平行に近いほど筋線維の断裂が少ないため，被検筋にもよるが筋膜通過時から傾けて刺入することが多い．具体的には安静時評価が終わったら，①いったん針を皮下まで戻し，②他の協力筋などが収縮しないような適切な肢位をとらせ，③関節が動かないように等尺性（isometric）に軽く収縮させて筋腹を触れて，④方向を決めて筋膜を貫いたら 2〜3 種類の MUP が短い rise time で（急峻な立ち上がりで）捕捉できるまで針電極を進める，という手順で進めるのが理想である[2]．よい位置に針先が留置できたと安心していったん脱力させると，筋内で針先が動き位置が変わってしまうこともあるので，可能であればこのまま動員パターンと波形の評価を行うべく，抵抗を維持し，解析可能な記録を行うほうがよい（一度捕まえた波形がもう一度捕まる保証はない！）．干渉波の観察においても関節運動が起こらないように抵抗を強めないと針電極による筋損傷が起こり，患者の協力が得られなくなり検査ができなくなってしまう場合もある．随意収縮時の針筋電図評価は漫然と行わず，患者の苦痛，疲労，今後の検査の展望（あと何筋刺さなければならないか）などを念頭に，集中力を切らさずどこまで追求するかを決めておかないと，時間ばかり浪費して何も言えない結果になることがある．最小限の苦痛で最大の結果を残せるように十分に事前準備して検査に望みたい．

■ 文　献

1) Tan　FC：EMG Secrets. 2004：Hanley & Belfus.
2) Daube JR, et al.：Clinical Neurophysiology. 2009：Oxford University Press.

症例 4

Giant MUP
両手指振戦と歩行困難

患者：31歳男性

主訴	歩くと足をひきずる．手がふるえる．
病歴	高校ではアメリカンフットボールをしていた．ベンチプレス70kgは上げていた．24歳時にぎっくり腰をした翌年から50m歩くと両足がしびれるようになってきた．27歳時に椎間板ヘルニアに対してレーザー治療を受けた．しかし長く歩くと足がだるくなるため徐々に歩行距離が短くなり，現在は30mで足がだるくなるようになった．階段昇降にも手すりを要するようになったため受診した．大学に入ってから両手がよくふるえる．
家族歴	類症なし．
既往歴	椎間板ヘルニア．
所見	しゃがむと何かにつかまらないと立ち上がれない． del. 4+/4+, bic. 5/5, tri. 4/4, w.ext. 5−/5−, w.flx. 5/5, f.ext. 4/4, f. abd. 4/4, GP 12kg/20kg, ilio. 5−/5−, quad. 5/5, ham. 5/5, TA 5/4, EHL4/4, GC 5/5, BTR ↓/↓, TTR ↓/↓, PTR(−, −)・ATR(−, −), Babinski(ind.,ind.). 感覚障害は認めない．
検査値	CK 727 U/L, WBC 7,800/uL, Hb 16g/dL, Plt 32万/uL, BUN 12 mg/dL, Cr 0.4 mg/dL, FBS 98 mg/dL, HbA1c 5.3％, 抗ARS抗体陰性．

● 症例写真

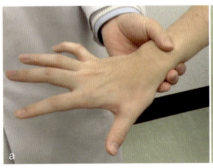
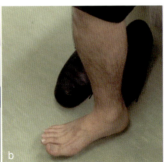
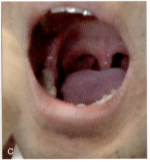

図1 上下肢口腔内
a：小手筋のわずかな萎縮が疑われる．b：下腿に筋萎縮は目立たずhammer toesもない．c：舌萎縮はない．

Keywords

高CK血症，慢性経過，四肢筋力低下・筋萎縮

> **電気診断のストラテジー**
>
> 若年発症で数年の経過で進行性した四肢筋力低下，高CK血症の患者．神経原性，筋原性いずれの可能性も考えられる．神経伝導検査でのSNAPが低ければシャルコー・マリー・トゥース病（CMT）などの末梢神経障害が鑑別の上位にくる．MCVが正常であればCMT1は除外される．針筋電図（遠位筋および近位筋）で慢性の神経原性疾患，筋原性疾患の鑑別を行い，筋生検か遺伝子検査のどちらを行う疾患か検討をつける．年齢を考慮した鑑別としてはCMTやHMN（遺伝性運動ニューロパチー）および運動ニューロン疾患などの神経原性疾患，ジストロフィノパチーやGNEミオパチーをはじめとした筋原性疾患，ミトコンドリア病などの代謝性疾患などがあげられる．

● Nerve conduction study

表1 神経伝導検査結果

	DML(ms)	CMAP(mV)	MCV(m/s)	SNAP(μV)	SCV(m/s)	F-wave Lat. (ms)
Rt. Median	3.8	8.1	59	34	63	28
Rt. Ulnar	2.3	3.1	54	18	48	28
Rt. Tibial	4.3	14	44	—	—	51
Rt. Sural	—	—	—	14	41	—

尺骨神経CMAP振幅の減少，脛骨神経F波最短潜時の軽度延長を認めるがSNAPは正常（正中神経のF波出現率は低下していた）．

● Needle EMG

4-1 上腕二頭筋（Biceps brachii）　MMT 5　安静時：100μV/div，10ms/div

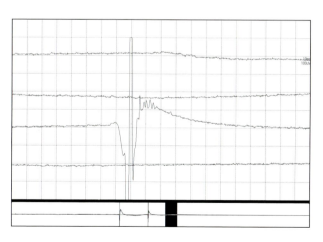

fibrillation potential，positive sharp wave (PSW) は認めないが，fasciculation potential の2連発を認める

4-2 上腕二頭筋(Biceps brachii)　MMT 5　安静時：5mV/div, 10ms/div

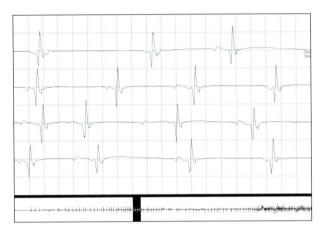

やや針先が遠方に位置するため波形が俊敏な立ち上がりを示していないが，10mVを超える大きなMUPが最大18Hzで発火しており，別のMUPは動員されずほぼsingle oscillationの所見．この筋に筋力低下は目立たず，高度な運動単位の減少と十分な神経再支配が疑われる．

4-3 前脛骨筋(Tibialis anterior)　MMT 4　随意収縮：2mV/div, 10ms/div

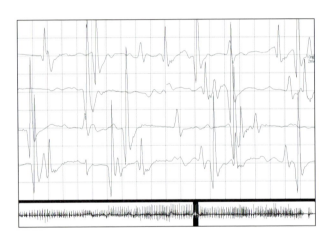

2種類のMUPが確認できる．当初ほぼ15ms後方にsatellite potentialを伴っていたが，針先が遠ざかるにつれて消失し，運動単位全域を捕捉できる位置になると主たる電位の振幅が大きくなってhigh amplitude long duration potentialとなった(図2)．一見多くのMUPがあるようにみえるが，実際には画面上で観察できているMUPは2種類のみである．
安静時にはごくわずかのfibrillation potentialと散発するfasciculation potentialを認めた．

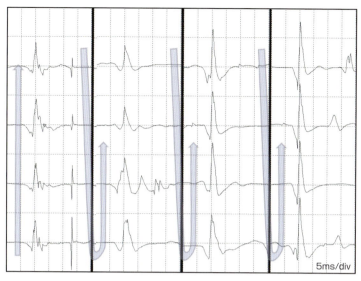

図2 前頸骨筋でみられた一つの MUP を主要な spike の立ち上がりにトリガーをかけてラスター記録したもの

左下から上，右列にいくにつれて徐々に針先を引き抜いている．当初みられた satellite potential は消失し，主要な spike が大きくなってきている．同じ MUP も針先の位置が変わると形態が変化するため別の MUP と間違えやすい．

筋電図所見のまとめ

- 安静時活動
 fibrillation potential は下肢にわずか．上下肢に頻度の少ない fasciculation potential を認める．
- 随意収縮
 上下肢で MUP が減少しており，動員遅延・干渉不良．高振幅長持続 MUP を認める．

電気診断 fasciculation potential を伴う慢性神経原性変化を認める．

● 挺舌写真

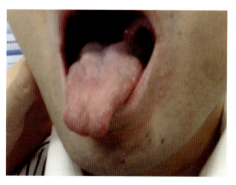

図3 クローバー状に変形した舌筋がうごめく
Contraction fasciculation が疑われる．

●アンドロゲン受容体遺伝子検査

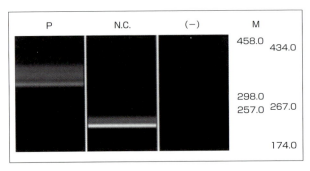

図4 X染色体上のアンドロゲン受容体(AR)遺伝子のCAG反復配列を含む領域をPCRで増幅し,電気泳動したもの
CAG反復配列57回以上(正常38回未満)と異常伸長を認める.
P:患者検体,N.C.:陰性対照

針筋電図と超音波検査

　高周波プローブの普及により神経筋疾患に対する超音波検査が見直され,新たな評価法として急速に普及しつつある.絞扼性神経障害や脱髄性ニューロパチーにおける神経の肥厚,筋疾患における筋の萎縮や筋輝度の上昇,ALSにおける筋線維束性収縮の確認など,重要な知見が蓄積されてきた.一方で,針筋電図検査との関連では針電極刺入時のガイドとしての有用性が注目されている.超音波ガイド下穿刺については肝などの他臓器の穿刺治療,ボツリヌス毒素を用いた筋痙縮に対する治療時などで一般的であるが,近年の報告では診断に用いる針筋電図においても超音波ガイド下で行ったほうが安全で正確であるとされている.例えば経験が少ないとブラインドでは菱形筋や棘下筋の検査時に,表面を覆っている僧帽筋を間違って刺すことは珍しくなく,特に目的筋が萎縮しているときなどは判断が難しい.また大腿筋膜張筋(L5,S1支配)刺入時に大腿直筋(L3,L4支配)を間違って刺すとレベル診断を間違えることになる.Boonらの献体を用いた目的とする筋に正確に針が刺入できるかどうかを試した穿刺実験では,超音波ガイドなしでの正解率はレジデント50%,ベテラン83%であったのに対し,エコーガイド下ではいずれも96%であったという[1].また安全性においても肋間筋や傍脊柱筋などの体幹筋の検査では気胸リスクはゼロとはいえず,前腕筋特に長母指屈筋などを穿刺する際に血管を避けることはガイドなしでは難しい.今後はカテーテル穿刺時などに際しては常識となった超音波ガイド下穿刺が針筋電図検査においてもリスク回避および正確性の担保のために必要となってくるかもしれない[2].

■ 文　献

1) Boon AJ, et al.: Accuracy of electromyography needle placement in cadavers: non-guided vs. ultrasound guided. *Muscle Nerve*, 2011;**44**:45-49.
2) Boon AJ, et al.: Ultrasound Applications in Electrodiagnosis. *PM R*, 2012;**4**:37-49.

spinal and bulbar muscular atrophy（SBMA）
球脊髄性筋萎縮症

📖 疾患解説

球脊髄性筋萎縮症（Kennedy-Alter-Sung 病）とは

1968 年 William Kennedy が Milton Alter, Joo Ho Sung と Neurology 誌に初めて報告した X 染色体連鎖性の進行性疾患で，脊髄および脳幹の下位運動ニューロンの選択的変性・脱落によって近位筋優位の筋萎縮・筋力低下をきたす疾患である（国内では川原汎が 1897 年にすでに報告していた）[1]．アンドロゲン受容体（androgen receptor：AR）遺伝子の第 1 エクソン内の CAG リピートの異常伸長が原因で，変異 AR が核内に凝集するため緩徐に運動ニューロンが減少していき，神経原性筋萎縮をきたす．青年期に手指の振戦や筋けいれんで発症するが受診は中年以降が多く，高 CK 血症精査，嚥下障害精査で見つかることが多い．経過は約 30 年で動揺性歩行，起立困難となるものの，ALS と比較して進行は緩徐であり，呼吸器感染などで亡くなることが多い[2]．診察所見では近位筋優位の筋萎縮および手指の振戦があり，顔面筋の contraction fasciculation が目立つことが特徴である．構音障害は目立たないにもかかわらず舌萎縮があり，挺舌させて舌表面が contraction fasciculation によりうごめき，深い凹凸を形成することを確認して診断がつくことが多い．

本症例では振戦はあったが，舌の萎縮は開口しただけでは明らかではなく，挺舌して初めて特徴的な舌萎縮が確認できた．男性の同胞がいないと家族歴も参考にならないため，一見して診断がつかないこともまれではない．AR 遺伝子の CAG リピート回数が多いほど早期に発症するため同一年齢でみると重症であるが，疾患の進行速度はリピート数に依存せず一定の傾向がある．血液検査では血清 CK が神経疾患としては比較的高値で，発症初期より血清クレアチニンが低いことが見いだされており本症例でも基準値よりも低値であった[3]．

⚡ Lesson from the case

- 緩徐進行性の運動神経障害で肉眼的に fasciculation を確認できれば SBMA を疑う．筋力低下が高度ではないがよく代償された巨大 MUP は SBMA，SMA（spinal muscular atrophy：脊髄性筋萎縮症），PPMA（post-polio muscular atrophy：ポリオ後筋萎縮症）などでみられることがある．
- SBMA では感覚神経障害の合併が有名であるが，すべての例で SNAP が低下するわけではない．
- 再支配電位は針先の位置によって見え方が変化する．

球脊髄性筋萎縮症の筋電図所見

❶ 球脊髄性筋萎縮症の筋電図所見の特徴

　SBMA の神経伝導検査での運動神経障害はあまり特徴的ではない．CMAP 振幅の軽度低下以外には F 波の導出率不良，H 波の導出不良がある程度で臨床的に障害の目立つ近位筋とは対照的である．一方で運動神経だけでなく感覚神経障害（neuronopathy）も起こることが知られており，SNAP 低値が手がかりになることがある．特に腓腹神経での SNAP の低下は高率にみられる[5]．**ALS が疑われている症例で SNAP が低ければ SBMA も考慮すべきである**[6]．しかし，リピート数が多いとかえって感覚神経障害は目立たないこともあるため注意が必要である[4]．CAG リピートが 47 回未満の症例では，CMAP 振幅低下が軽度である一方で SNAP 振幅がより低い傾向があり，リピート数が多いと逆に保たれるとされている．本症例でも 57 回とリピート数が多かったためか SNAP 振幅は保たれていた．

　針筋電図では緩徐進行性の慢性神経原性変化そのものといってよい変化が確認できる．随意収縮時に導出できる MUP は十分に代償された高振幅・長持続時間のものが主体で，動員は著しく遅延しており干渉波の形成も不良で単一の MUP が高頻度で連続発火する "single oscillation" や "picket fence pattern" となる．慢性経過のため神経再支配された運動単位がきわめて大きく，筋力の減少も目立たない場合は針を刺入して初めて変化が明らかになることもあり，**本疾患に限っては筋力低下が目立たない筋であっても検索対象としてもよい**．このような高度に代償された MUP が筋力低下のない筋でみられる外傷以外の疾患としては，SMA（spinal muscular atrophy：脊髄性筋萎縮症）や PPMA（post-polio muscular atrophy：ポリオ後筋萎縮症）があり，筋電図施行医は知っておくべきである（一般に ALS では十分に代償する前に当該運動ニューロンも障害されるため，polyphasia は目立つものの giant MUP は必ずみられるわけではない．症例 6 参照）．安静時では障害の程度に応じて線維自発電位や陽性鋭波などの自発放電がみられるが目立たないこともある．

　一方で fasciculation potential は特徴的で，本疾患の hall mark である．**肉眼的に観察される fasciculation は真の fasciculation（筋電図で fasciculation potential として捉えられる，自発的に不規則に放電する単一の運動単位の収縮）と contraction fasciculation（神経再支配が高度に進み，単一運動単位が多くの筋線維で構成されるようになったために，随意収縮に際して個々の巨大化した運動単位の活動が収縮として皮膚上から見える現象．随意収縮を意図していなくても脱力が困難で出てしまうことは多い）の両方をみており，前者と後者の鑑別は難しい．** Contraction fasciculation は，慢性の神経原性変化によって運動単位に属する筋線維の本数（神経支配比）が神経再支配によって著明に増大していれば出現するため，頸髄症性筋萎縮症をはじめ，慢性神経原性疾患であればどの疾患でもみられ特異性はない．対応する筋電図所見は MUP である．一方で真の fasciculation は運動神経の興奮性増大を反映しているため，ALS をはじめとした運動ニューロン疾患のほか，

多巣性運動ニューロパチーや放射線腕神経叢炎，Isaacs症候群，神経根障害など比較的限られた疾患で認められる．対応する筋電図所見はfasciculation potentialである．Fasciculation potentialは複数の起源が想定されているが，多くは軸索末端からの活動電位が逆行も含めて伝搬するため，随意収縮で得られるMUPとは形態が異なることが多い．また発火パターンが随意収縮とは明らかに異なり，すこし群発する傾向はあるものの基本的には不規則発火である．一方でcontraction fasciculationの本体であるMUPは5Hz未満での発火は困難であり，また，軽度の随意収縮を指示すると同じ波形が動員されてくること，拮抗筋の収縮を命じると消失することから鑑別できる（症例5参照）．SBMAでみられる姿勢時の手指振戦，挺舌時の舌のうごめきはcontraction fasciculationであるが，波形図4-1のように針筋電図や超音波を用いるとALSより放電頻度が少ないもののfasciculation potentialやmyokymiaが確認できる．SBMAにおけるfasciculationは病初期における軸索興奮性の増大と関連しているとされており，疾患そのものの機序に密接につながっていることから重要な所見と考えられる[7]．

❷ いわゆるgiant MUPについて

長持続電位（long-duration MUP）は，①運動単位内で筋線維密度が高い場合，②運動単位内の筋線維数が多くなった場合，③運動単位内の筋線維の放電の同期性が高まった場合にみられる[8]．実際には針電極のpick up areaは限られており，正常な運動単位の全域ですら捕捉できていない．これが神経原性に再支配を受けた範囲も広く密度も高い（あるいは筋線維密度分布にばらつきのある），大きな運動単位の検査となると，自ずから電極位置から見えている範囲が運動単位全域の情報ではないことに気がつかなければならない（図5）．そのため，高振幅電位を得ようとすると，なかなか適切な電極位置がみつからないことになる．反対に筋線維密度の低下した運動単位を検索する筋疾患の場合は，運動単位の中に入ってさえしまえば密接した各線維の情報に限定されやすいため，容易にspikyな電位が得られやすい．本症例での図2のように，針先を移動させるとあたかも別の電位を見ているかのようにみえる場合でも，発火パターンに注目すれば，同じ電位を別の場所から見ているだけであることがわかる．波形の持続時間はpitch（音の高低）で，波形の振幅は音の大きさで表わされるため，あたりにくくても高頻度で発火する持続期間が長い低音の電位があることを耳で確認し，できるだけMUP全体が把握できるような針先の位置で波形を記録することである．

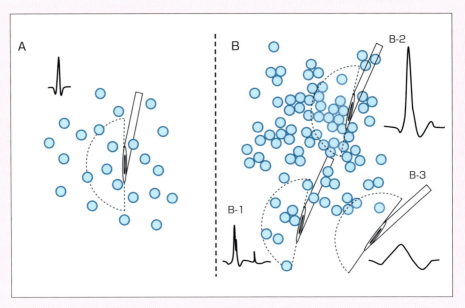

図5 MUPと同心針電極の pick up area の関係
　A：正常MUP．MUPの形態の振幅は針先直近の筋線維に依存し，持続時間は pick up area 内の筋線維の密度に比例する．
　B：慢性神経原性疾患で高度に神経再支配がなされた状態の運動単位．運動単位の大きさ（面積）は増大しており，かつ単位面積あたりの筋線維の数（筋線維密度）も増大している．
　B-1：限られた pick up area のなかに入った筋線維密度が高いため軽度の振幅増大と satellite potential がみられるが，運動単位の一部を見ているにすぎない．
　B-2：このまま針電極を引き抜いていくとさらに筋線維密度が高い部位があり，かつ大きさもそろっており距離も近いため同期性もよい．そのため直近の筋線維のみならず pick up area 全域の活動電位の合算としての巨大電位が形成される．
　B-3：もし運動単位から少し離れたところに針電極が存在すると，直近の線維はないものの，近隣の運動単位からの大きな容積伝導による電位が到達するため，鈍い陽—陰—陽の三相性波形が得られる．逆にいえば，これらの電位が捕捉されたときは放電している発生源は少し離れているが，大きな筋線維密度の大きな運動単位がある（神経再支配後のMUPがある）可能性があるため，すこし刺入方向を調整してとらえにいく必要がある．

■ 文 献

1) Kennedy WR, *et al.*：Progressive proximal spinal and bulbar muscular atrophy of late onset. A sex-linked recessive trait. *Neurology* 1968；**18**：671-680.
2) Atsuta N, *et al.*：Natural history of spinal and bulbar muscular atrophy（SBMA）：a study of 223 Japanese patients. *Brain* 2006；**129**：1446-1455.
3) Hashizume A, *et al.*：Longitudinal changes of outcome measures in spinal and bulbar muscular atrophy. *Brain* 2012；**135**：2838-2848.
4) Suzuki K, *et al.*：CAG repeat size correlates to electrophysiological motor and sensory phenotypes in SBMA. *Brain* 2008；**131**：229-239.
5) Ferrante MA, *et al.*：The characteristic electrodiagnostic features of Kennedy's disease. *Muscle Nerve* 1997；**20**：323-329.
6) Hama T, *et al.*：Discrimination of spinal and bulbar muscular atrophy from amyotrophic lateral sclerosis using sensory nerve action potentials. *Muscle Nerve* 2012；**45**：169-174.
7) Vucic S, *et al.*：Pathophysiologic insights into motor axonal function in Kennedy disease. *Neurology* 2007；**69**：1828-1835.
8) Daube JR：AAEM minimonograph #11：Needle examination in clinical electromyography. *Muscle Nerve* 1991；**14**：685-700.

A-D 変換と記録

アナログ信号(例：スピーカーから出る音)は連続的に変化するが，それを記録する方法はアナログ記録(例：カセットテープ)とデジタル記録(例：CD)がある．アナログ記録は連続的に変化する量的情報をそのまま記録するため，その正確性はテープの送り速度，テープの材質，記録の保存耐性などに依存する．一方でデジタル記録は原理的に劣化しないが，アナログ記録をデジタル変換する際に情報がゆがむ(図)．そのためもともとアナログである生体情報をデジタルで記録・再生するには高い精度でのアナログ-デジタル変換(AD convert)を行わなければいけない(ちなみに，すでに現代の生活はテレビの地上デジタル放送をはじめとしてデジタル情報に満ちており，われわれの脳は再生された情報のDA変換には慣れているのかもしれない)．筋電図もデジタル表示しているがもともとアナログの生体信号であるため，保存する際にデジタル化する必要があり，そのときの時間分解能をサンプリング周波数と呼ぶ．周波数の高い信号を記録するためには最低でも倍のサンプリング周波数が必要であり，筋電図信号が10,000Hzまでの成分を含むとするとサンプリング周波数は20,000Hz以上が望ましい．幸いにも現在頻用されているCDやDVDのサンプリング周波数は44.1kHzであり，通常記録された筋電図信号を漏らすことなく記録できる(DAT(digital audio tape)やCD出現までは記録再生媒体においては大なり小なり高音域が失われていた)．

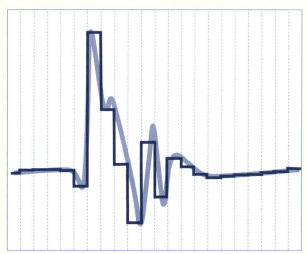

図 Analog-Digital 変換の模式図
実際の記録は標本化，量子化ともにきわめて細かいためこのように見えることはない．
■：デジタル
■：アナログ

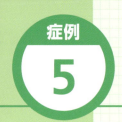

Fasciculation potential
上腕の筋のぴくつきと脱力

症例 5

患者：49歳男性

主訴 左上肢の脱力，ぴくつき

病歴 10か月前から左腕の外側がぴくぴくとたまに動くことを自覚した．5か月前から本や茶碗を持つ際に左手が上がりにくくなり，すぐ腕がだるくなるようになった．整形外科を受診したが頸椎MRIで異常を指摘されず近医神経内科に紹介された．診察では左上肢の筋力低下を認めたが，筋電図検査で異常を指摘されず経過観察することになった．その後も症状は進行し，左上肢が上がらなくなったため精査のため当院に入院した．

家族歴・既往歴 特記すべきことなし，既往なし

所見 身長170cm，体重64kg，BMI 22.1，左肩〜上腕〜前腕〜小手筋に至るまで筋萎縮を認める．
neck flx. 5, del. 5/2, bic. 5/3, tri. 5/4, w. ext. 5/4, w. flx. 5/4, f. ext. 5/4, f. flx. 5/5, 握力 41kg/8kg, 下肢筋力低下・筋萎縮なし．BTR N>N, TTR N/N, FFR (−,−), PTR N/N, ATR N/N, Babinski (fx.,fx.), Chaddock (−,−), 左上腕外側，前腕橈側などに線維束性収縮を認める．
感覚障害なし．

検査値 CK 432 U/L．

🔑 Keywords
筋線維束性収縮，一側上肢筋萎縮

● Muscle CT

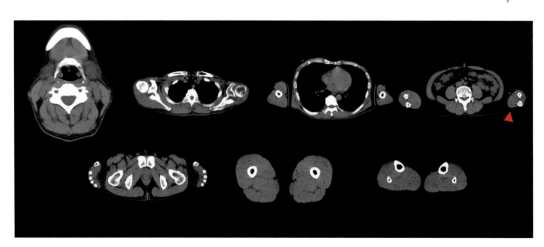

図1 全身筋肉CT
左三角筋および上腕，前腕の筋の容積が減少している（矢頭）．脂肪置換はない．

> **電気診断のストラテジー**
>
> 一側上肢の筋萎縮・筋力低下であり，筋線維束性収縮があることから神経原性筋萎縮が疑われる．頸椎の画像で異常がないことから末梢神経障害あるいは運動ニューロン障害の可能性が高い．ALSとすると障害が一側上肢に限局していること，末梢神経障害とすると腱反射が正常であることがそれぞれ支持的ではない．末梢神経障害を除外するために萎縮肢の感覚神経伝導検査を，多巣性運動ニューロパチーを除外するために運動神経伝導検査（インチング）を，運動ニューロン疾患を念頭に萎縮肢だけでなく障害のない四肢での針筋電図を行う．

● Nerve conduction study

表1 神経伝導検査結果

	Lat.(ms)	CMAP(mV)	MCV(m/s)	SNAP(μV)	SCV(m/s)
Lt. Median	3.3	5.1	54	12	53
Rt. Median	3.5	7.2	52	19	54
Lt. Ulnar	2.6	4.1	55	22	53
Rt. Ulnar	2.9	8.3	57	19	55

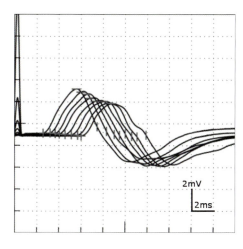

図2 左尺骨神経（MCS）
CMAP振幅が軽度低値（4.1mV）で，インチングでは刺激－導出電極間の距離が長くなるにしたがって振幅が減衰している（手首－肘下間で振幅は4.1mV→3.1mV，波形の陰性部分の持続時間は4.9ms→5.5ms）．伝導ブロックの基準は満たさない．なお，上肢の神経伝導検査ではSNAPの振幅は保たれていた．

● Needle EMG

5-1 左三角筋(Deltoid middle)　MMT 2　安静時：100μV/div, 10ms/div

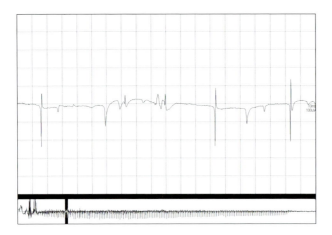

針刺入後すみやかに豊富な fibrillation potential と positive sharp wave(PSW) がみられる．複数の筋線維由来の電位が出現しており，それぞれは規則的に発火しているが混在しているので一見不規則にみえる．しかしながら音声から同一周期であると確信できる．Fibrillation potential は徐々に消失していき，PSW も周期が延びて最後には停止する．針電極を別の部位に移動させても筋内では同様の所見であり，豊富な脱神経筋線維の存在が示唆される．

5-2 左三角筋(Deltoid middle)　MMT 2　随意収縮：1mV/div, 10ms/div

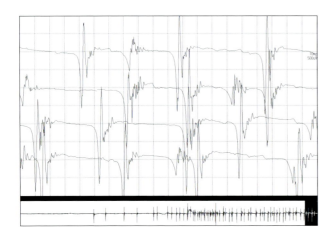

持続時間が 20ms と長く，きわめて多相性の大きな MUP が高頻度で発火する．他の MUP の動員はほとんどみられず運動単位の減少が疑われる．MUP は発火ごとにわずかな形状の変化を伴う(unstable MUP：未熟な分枝による神経再支配のため神経筋伝達が不安定で，ときにブロックを起こすため波形が変化する)．十分な再支配が完了していない運動単位の減少が疑われる．

5-3 左第一背側骨間筋(1st dorsal interosseous) ─MMT 4 安静時：100μV/div, 10ms/div─

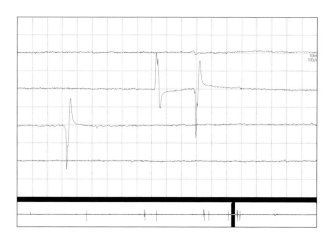

完全な安静の状態で出現する孤立した MUP で，ランダムに出現するが，多少群発する傾向がある．波形の形態は随意収縮で得られる MUP と若干異なり多相性の傾向がある．Fasciculation potential として矛盾しない．

5-4 右上腕二頭筋(Biceps brachii) MMT 5 安静時：200μV/div，10ms/div

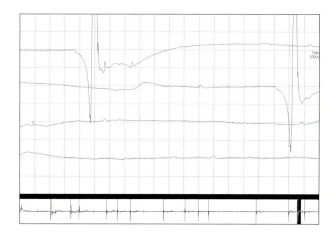

症状がない健側の上腕二頭筋の安静時自発電位．Fibrillation potential/PSW はないが頻発する MUP を認め，不規則な放電パターンからは fasciculation potential と考えられる．波形の形態は随意収縮時 MUP と異なり複雑であり, complex form fasciculation potential と考えられる．随意収縮では異常所見が認められなかった．

●その他の所見

両下肢（前脛骨筋），胸椎部傍脊柱筋，上部僧帽筋でも simple form の fasciculation potential が認められたが，fibrillation potential/PSW はなく随意収縮活動にも異常は認められなかった．

> **筋電図所見のまとめ**
> - 安静時活動
>   左上肢筋に fibrillation potential/PSW を認めた．
>   左上肢のみならず，症状のないすべての肢および体幹筋に fasciculation potential を認めた．
> - 随意収縮
>   左上肢に神経原性変化を認めた．
>
> **電気診断** 左上肢の活動性脱神経所見＋右上肢および両下肢，体幹の fasciculation potential

Motor neuron disease
運動ニューロン疾患

表2 筋萎縮性側索硬化症のAwaji基準における"神経原性変化"

1. どの体の部分でも臨床的評価と電気生理学的異常は等価
2. 慢性神経原性変化がみられる(例a〜c)
   (a) 定性または定量的に評価された高振幅で長持続時間で多相性となった運動単位
   (b) 発火頻度の増加で表される運動単位数の減少．ただし上位運動ニューロン障害が目立つ部位では必ずしも発火頻度は上がらなくてもよい
   (c) 不安定ユニットがみられる(500〜5,000Hzの周波数帯域)
3. Fibrillation potentials/PSWが通常萎縮していない強い筋で確認される
4. 慢性神経原性変化が確認された場合，fasciculation potentialはFbs/SWと同等の意味を持つ(特にcomplex morphology)

de Calvalho, M et al.: Electro diagnostic criteria for diagnosis of ALS. Clin Neurophysiol 2008, 119; 497-503. (文献1より一部改変)

Awaji基準からは慢性神経原性変化がある筋でのfasciculation potentialはfibrillation potential/PSWと同等に見なしてよいと扱われるようになった．上記のような神経原性変化が四肢においては神経支配の異なる2筋において，体幹においては1筋において認められることが求められている[2]．

> **Lesson from the case**
> - 安静時に出現する活動電位をfasciculation potentialであると判断するためには不規則な放電パターンを確認する．
> - 運動ニューロン疾患では，運動単位数の減少に伴い波形の時間的分散が増大し近位刺激CMAP振幅が遠位刺激に比べて低下しうるが，遠位刺激振幅自体が低値で伝導ブロックの基準を満たすことはない．
> - 運動ニューロン疾患の筋電図診断において重要なことは，①症状が顕在化していない四肢でsubclinicalな神経原性変化がみられること，②様々な時相の神経原性変化が混在していること，③fasciculation potentialが頻発することである．

運動ニューロン疾患の筋電図所見

❶ 運動ニューロン疾患とは

　運動ニューロン疾患(motor neuron disease:MND)とは、しゃべる、食べる、動く、呼吸をするなどの随意収縮を司る運動ニューロンが選択的・進行性に変性脱落していく神経変性疾患の総称である。上位運動ニューロンと下位運動ニューロンの両方が障害される筋萎縮性側索硬化症(amyotrophic lateral sclerosis:ALS)が代表であるが、MNDと称するときは上位運動ニューロンのみの障害に限局した原発性側索硬化症(primary lateral sclerosis:PLS)や下位運動ニューロン障害のみが目立つ進行性筋萎縮症(progressive muscular atrophy:PMA)、球麻痺だけが前景にたつ進行性球麻痺(progressive bulbar palsy:PBP)、さらには脊髄性筋萎縮症(SMA)(症例1)や球脊髄性筋萎縮症(SBMA)(症例4)なども含む。このうちわが国ではALSと類縁の背景病理の存在が推定されるPLS, PMA, PBPをMNDと呼称することが多く、本稿ではこのALS関連疾患を対象とする[3]。ALSはわが国では10万人あたり7〜11人の有病率で、発症からの生存期間の中央値は20〜48か月とされるが進行速度のばらつきは著しく、10%が1年以内に亡くなり10%は10年以上生存するともいわれている[4]。その原因や病態生理の詳細については成書に譲るが、症状の進行形態については筋電図とも関連するため知っておく必要がある。最近の研究では運動ニューロン変性が当初の発症部位から近傍に拡散していく機序も想定されており、病初期には単一肢の麻痺や球麻痺のみを呈する状態であっても、経過とともに他の部位に障害が進展していく臨床像とも合致する[5]。しかしながら初診時下位運動ニューロン障害のみを呈している患者は、最終診断がALSでないこともあるため、ある一時点でALSと診断するためには臨床診断基準を満たす必要がある[1,2,6]。これらの基準は研究のために作られたものであるが、誤診を避けるために日常臨床においても活用すべきである。

　本症例は当科初診時一側上肢の筋萎縮と筋力低下を認めたが、上位運動ニューロン障害を示唆する所見はなく、診察上は他の部位の萎縮や筋力低下も認めなかった。いわゆる一側上肢筋萎縮症(monomelic amyotrophy:この用語は海外ではほぼ平山病のことを指すが)であり、診断基準でもclinically suspected ALSにとどまる[2]。しかしながら本症例はその後対側上肢の筋萎縮が進み、呼吸機能低下が出現したのちに右上下肢の上位運動ニューロン徴候が顕在化しALSと診断された。このように初診時に診断基準を満たさずMNDとしか呼べない患者でも、経過をみていくうちに所見がそろってきてALSと診断できることは多い。ただそれでは診断の確度は上昇するかもしれないが早期診断はできない。今後上梓されてくるかもしれない新薬等による治療機会を逃さないためにも、筋電図検査施行医は、発症早期であってもALSに特徴的な所見(本症例における全身のfasciculation potentialなど)を確認し、基準は満たさないがALSを強く疑う感覚を身につけておくべきである。

❷ 運動ニューロン疾患の針筋電図

El Escorial 診断基準改訂版以降は，特定部位の筋力低下・筋萎縮という臨床的所見を筋電図所見で代用することが認められ，活動性脱神経所見が下位運動ニューロン変性と同等に扱われることとなった．要点としては，①活動性脱神経所見を認めること(fibrillation potentials/PSW)，②慢性脱神経所見を認めること(long duration/ polyphasic/ high amplitude の "Large MUP" を認めること，10Hz を超える高頻度発火と干渉の低下を認めること，unstable MUP を認めること)である[2]．これはすなわち現在進行形で脱神経再支配が行われており，なおかつそれがある程度の領域で，ある程度のスピードをもって行われていることを示している．特に活動性脱神経所見の fibrillation potential/PSW は針先近傍の単一筋線維から出現する自発電位であるため電位が捕捉できるかどうかは確率の問題であり，放電の多寡は単位面積あたりの脱神経筋線維の数に比例する．(総論 Column2 参照 p.24)同じ MND であっても SBMA のような進行の遅い疾患は，再支配が十分行われるため同時に脱神経状態にある筋線維が少なく fibrillation potential/PSW は豊富ではない．一方で進行が速い ALS は同時に一定の範囲で脱神経状態にある筋線維数が多いため，fibrillation potential/PSW が捕まる可能性は上昇する．そのため，ALS の診断には fibrillation potential/PSW が必須とされている(図3)．

また MUP の形態は Large MUP とだけ記載されている．十分に再支配されたいわゆる Giant MUP は SBMA などの慢性経過の MND では必発であるが，ALS のように経過が早い疾患は十分に再支配が完成する前にその運動単位も変性が始まる可能性がある．また障害が起こって間もない運動単位，なんとか再支配が完成した運動単位，脱神経されて駆動できない運動単位など**様々な時相の MUP が同時に存在しうることも重要である**(図4)．さらに，MND の電気診断でもう一つ重要な点は障害部位の広がりを検索することである．一見無症候にみえる健側の肢に活動性脱神経所見を認めた場合，ALS を積極的に診断する根拠となる．とくに合併の多い変形性脊椎症に伴う圧迫性神経障害との鑑別において，通常障害されない**胸椎部の傍脊柱筋や脳神経支配筋などに異常を認めた場合は圧迫性神経障害に加えて MND が存在する可能性を考慮すべきである**．ALS の病態生理のうち，下位運動ニューロンの状態を最も鋭敏に反映するのが針筋電図所見であるため，患者の現状や予後を理解するうえでも全身の十分な検索を行うべきである．

❸ Fasciculation potential について

El Escorial 診断基準改訂版では fasciculation potential の存在は必須ではなかったが，一方で fasciculation potential は運動軸索の病初期における興奮性の増大という ALS の病態の本質と密接に関わっている[7]．Awaji 基準からは，慢性脱神経所見がある筋でみられた場合は fibrillation potential/PSW と同様に扱ってよいとされたが，

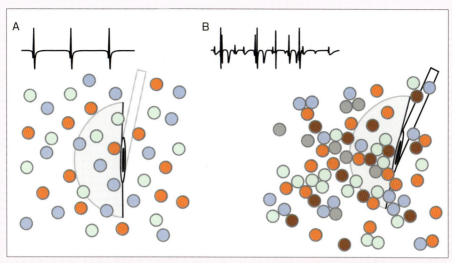

図3 Fibrillation potential の多寡は脱神経された運動単位の数に依存する．
A：病初期に一つの運動単位に脱神経が生じた場合（オレンジが脱神経された運動単位に属していた筋線維）．針先の近傍にある一本の脱神経線維の fibrillation potential のみが記録されている（実際には隙間にも別の運動単位に属する筋線維が詰まっているが簡略化して図示）．針先を移動すると検出できなくなる可能性もある．
B：ある程度神経再支配が進行している筋において二つの運動単位に脱神経が生じた場合（オレンジと茶が脱神経された運動単位に属していた筋線維）．電極の pick up area 内に多くの自発電位を有する筋線維が存在するため，fibrillation potential/PSW が豊富にみられる．針先の場所を変えても容易に捕捉可能．

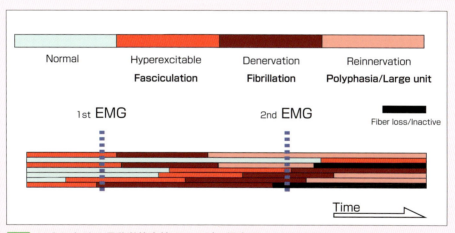

図4 ALS における運動単位変性ステージの概念図
上段；ある運動単位に属する筋線維群の変性ステージとそのときの筋電図所見．ALSでは病初期に運動ニューロンおよび運動ニューロン軸索膜が過興奮となり fasciculation potential を呈する．脱神経されるとかつての支配筋線維は fibrillation potential/PSW を発し，再支配されると自発放電はなくなり，MUP は再支配電位（phlyphasic MUP, large MUP）となる．
下段；ALS 患者のある筋における筋線維群の模式図．一つの運動単位に属する筋線維群の変遷を横一列に経過とともに並べてある．横軸は時間．初回の筋電図検査（1st EMG）では正常 MUP のなかに fasciculation potential を出す運動単位が混在する．脱神経電位はわずかしかみられない．さらに遅い時期（2nd EMG）の検査であれば，わずかな fasciculation potential，豊富な fibrillation potential/PSW，多相性電位などのさまざまな所見がみられ，慢性活動性脱神経所見ありと診断される．

「どのような電位を fasciculation potential と呼ぶか」が明確になっていないと診断ができない．Fasciculation 自体は末梢神経障害だけでなく健常者にも起こりうる不規則で自発的な筋の収縮であり，fasciculation potential はこの fasciculation に対応した筋電図所見である．得られた電位を fasciculation potential であると確定するためには，意図しない軽い随意収縮による巨大化した運動単位の正常発火(contraction fasciculation)に対応した MUP と区別する必要がある[8]．MUP の最低発火頻度は 5 Hz 前後であり，semiregular に発火するのに比べ fasciculation potential は完全な安静下で自発的にまったく不規則に発火する．場合によっては数分に一度のこともある．一度出現すると群発することが多く，その背景には同一運動単位の反復発火，その運動単位の F 波，同等の閾値をもつ別の運動単位の発火などが考えられる[9]．自発電位の発生源が軸索終末部であれば，随意収縮時に得られる MUP とは形態が異なるため波形からも区別することができる．特に complex form fasciculation(五相以上の多相性を示す長持続で，不安定性も目立つ電位：膜興奮性の上昇した損傷/再生中の軸索末端由来が疑われている)がみられた場合は ALS の診断的意義が高いとされている[1,7]．しかし発火部位が軸索終末部より近位部で，運動単位に病的変化が乏しければ形態的には MUP と区別できず，実際には特徴的な発火パターンを確認して診断することになる．近年では超音波検査を併用すると，深部の fasciculation であっても視覚的に確認できるため診断の助けとなる[10]．

ALS の診断に際して fasciculation potential の存在はきわめて強い支持所見になり得るため，その有無に関して慎重でかつ確実な評価を心がける必要がある．なお Awaji 基準では慢性神経原性変化がある筋で認められた fasciculation potential を fibrillation potential/PSW と同じ価値をもつと記載しているわけで，本症例でみられたような，病初期のまだ障害が起こっていない四肢にみられる豊富な fasciculation potential を下位運動ニューロン徴候とみなしてよいと記載しているわけではない．運動ニューロンの機能障害に数か月先だってみられる早期の fasciculation potential は近位由来の simple form が多く，病初期の運動神経の過剰興奮を示していることから病態の本質に近いと考えられる．しかし随意収縮ではじめに動員される MUP と同一の波形であることも多く，診断としては特異度に欠けるため，現在は診断には用いないことになっている．ただ，筋力低下の出現に先行してみられるこの現象こそが ALS の早期診断の鍵を握っており，診断基準を満たさない段階で確認された場合は注意深くフォローしていくことが望ましい[11]．

■ 文　献

1) de Carvalho M, *et al.* : Electrodiagnostic criteria for diagnosis of ALS. *Clin Neurophysiol* 2008 : **119** : 497-503.
2) Brooks BR, *et al.* : El Escorial revisited: revised criteria for the diagnosis of amyotrophic lateral sclerosis. *Amyotroph Lateral Scler* 2000 : **1** : 293-299.
3) Turner MR, *et al.* : Controversies and priorities in amyotrophic lateral sclerosis. *Lancet Neurol* 2013 : **12** : 310-322, 2013.
4) 日本神経学会：筋萎縮性側索硬化症診療ガイドライン 2013．南江堂，東京，2013．

5) Ravits JM, *et al.*：ALS motor phenotype heterogeneity, focality, and spread：deconstructing motor neuron degeneration. *Neurology* 2009：**73**：805-811.
6) Garg N, *et al.*：Differentiating lower motor neuron syndromes. *J Neurol Neurosurg Psychiatr* 2017：**88**：474-483.
7) 木田耕太，ほか：筋萎縮性側索硬化症における fasciculation potential：その特徴と臨床症状・生命予後との関連．臨床神経学 2014：**54**：1083-1085.
8) 園生雅弘，ほか：Fasciculation potential と ALS 診断．臨床神経学 54：1080-1082, 2014.
9) Mills KR：Characteristics of fasciculations in amyotrophic lateral sclerosis and the benign fasciculation syndrome. *Brain* 2010：**133**：3458-3469.
10) Tsuji Y, *et al.*：A muscle ultrasound score in the diagnosis of amyotrophic lateral sclerosis. *Clin Neurophysiol* 2017：**128**：1069-1074.
11) de Carvalho M, *et al.*：Fasciculation in amyotrophic lateral sclerosis：origin and pathophysiological relevance. *J Neurol Neurosurg Psychiatry* 2017：**88**：773-779.

Fasciculation potential の待機時間

　Fasciculation potential は様々な疾患で観察されるが，とりわけ ALS においては病態と密接にかかわっていることから重要視されている．特に病初期に多く認められ，運動単位が減少してくる進行期であってもその頻度は変わらないとされる．機能的な運動単位の過興奮状態を表しているが，その頻度は患者ごとに異なり場合によっては1分以上安静にさせて初めて一つの fasciculation potential が記録できることもある．では ALS 患者において検者はその筋に fasciculation potential があると診断するためにはどれぐらいの時間待てばいいのだろうか．これまでの研究からは針電極による検討では約 90 秒，表面電極による検討では 70 秒，最近有用性の報告が相次いでいる超音波装置では 60 秒とされている [1-3]．しかし，実際の臨床の中では各被検筋において針電極を刺したまま長時間待つことはなかなか難しく，ある程度の時間待って何もなければ「fasciculation potential は認めなかった」と判断してしまっているのではなかろうか．超音波でみてみると，針電極の位置よりやや離れた部位で起こっている fasciculation は，筋電図上わずかな基線のゆれとしてしか確認できないものもあり，短時間の観察では見逃してしまっている可能性があるのは事実である．ALS を診断しに行く際は最低でも 30 秒，可能なら 1 分以上確認して「fasciculation potential は認めなかった」と判断していくようにしたい．

■ 文　献

1) Mills KR：Characteristics of fasciculations in amyotrophic lateral sclerosis and the benign fasciculation syndrome. *Brain*, 2010. **133**：3458-3469.
2) Zhou P, *et al.*：Duration of observation required in detecting fasciculation potentials in amyotrophic lateral sclerosis using high-density surface EMG. *J Neuroeng Rehabil* 2012：**9**：78.
3) Noto YI, *et al.*：Detection of fasciculations in amyotrophic lateral sclerosis：The optimal ultrasound scan time. *Muscle Nerve*, 2017,〔Epub ahead of print〕．

症例 6

Myogenic change
緩徐進行性の大腿筋萎縮

患者：53 歳男性

病　歴 徐々に足の力が入りにくくなり 3 年前から階段昇降時に手すりを持つようになった．2 年前の健康診断で高 CK 血症を指摘されたが，近医受診し問題ないといわれた．今年の検診で再び高 CK 血症を指摘され当科へ紹介された

既往歴 特記すべき事項なし．両親いとこ婚．同胞なし．親族に類症なし．

所　見 身長162cm，体重53kg，BMI20．眼瞼下垂・眼球運動障害なし．顔面筋罹患なし．構音嚥下障害なし．大腿に筋萎縮を認め下腿筋に仮性肥大を認める．
neck flx.4, del. 5/5, bic. 5/5, 握力：28kg/30kg, ilio. 4/4, quad. 3/3, ham. 3/3, TA 5/5, GC 5/5.
腱反射：上肢正常，PTR 消失，ATR 正常．感覚障害なし．

検査値 CK 791 U/L.

Keywords

大腿筋萎縮，高 CK 血症，仮性肥大

● 症例写真

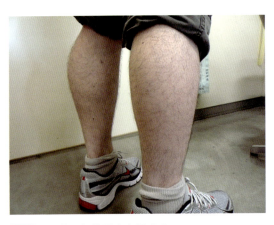

図1 下腿筋の仮性肥大を認める

● Muscle CT

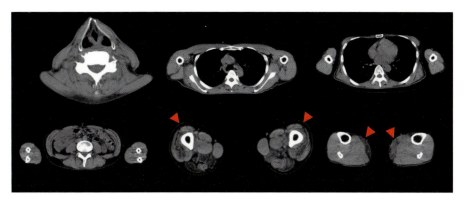

図2 全身筋肉CT
大腿部および腓腹筋に脂肪置換を認める.

● Muscle MRI

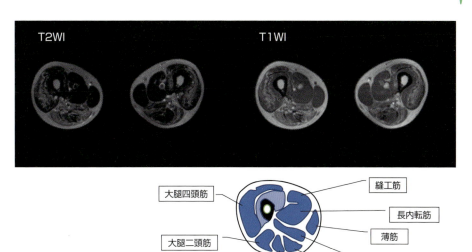

図3 大腿MRI
大腿四頭筋と薄筋および半腱様筋を除くハムストリングすべてに変性を認める．T1強調画像で高信号であり，浮腫ではなく脂肪置換が示唆される．

電気診断のストラテジー

比較的症状が少ない成人男性の下肢の筋変性．CKの中等度上昇がみられる．
画像診断でselectivity patternがあり仮性肥大があることから，筋ジストロフィーやSMAなどの慢性神経筋疾患を鑑別していく．また両親いとこ婚でもあることから常染色体劣性遺伝性疾患も考慮に入れる．針筋電図で神経原性と筋原性疾患の鑑別を行う．

●Muscle Ultrasound

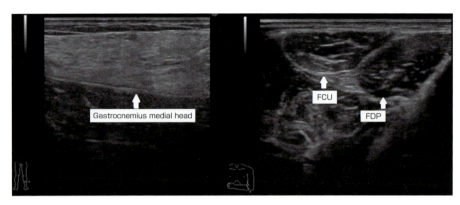

図4 下腿筋超音波画像
左：腓腹筋内側頭（Gastrocnemius medial head）は深部のヒラメ筋と比較してエコー輝度が上昇し萎縮している．右：封入体筋炎でみられる前腕部での深指屈筋（FDP）と尺側手根屈筋（FCU）の信号輝度コントラストはなく正常．

●Needle EMG

6-1 腓腹筋内側頭（Gastrocnemius medial head）
MMT 5 安静時：100μV/div，10ms/div

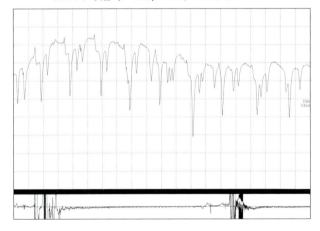

CTで脂肪置換を認める腓腹筋内側頭は触診上柔らかく，針電極刺入時も脂肪織と筋膜の境界が明確にはわからない．刺入時に規則的な陽性波の反復放電が1～2秒続き insertional myotonic discharge といえる．引き続いて positive sharp wave（PSW）がみられ，脱神経および筋膜の興奮性増大が示唆される．

6-2 腓腹筋内側頭（Gastrocnemius medial head）
MMT 5　安静時：200μV/div，10ms/div

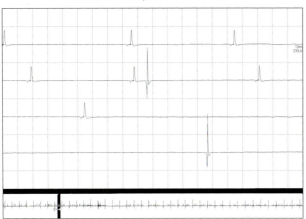

別の部位に針を移動すると規則的なfibrillation potentialが記録できた．放電と放電の間に不規則に発火する小さなnotchを有する三相性の波形がとらえられ，放電周期からはendplate spikeが疑われるが，形状が陽性から始まる電位であることから電極は神経終板から離れた位置にあると推定できる．随意収縮では徒手抵抗においては同筋での運動単位導出はうまくできなかった．

6-3 外側広筋（Vastus lateralis）　MMT 3　随意収縮：500μV/div，10ms/div

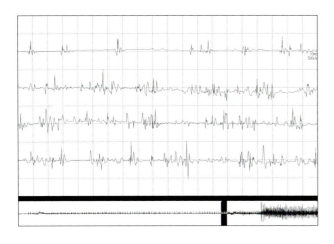

軽度随意収縮ではすでに持続時間の短いMUPが3種類高頻度で発火しており，さらに収縮努力に応じて多くのMUPの動員がみられる．最終的には重力になんとか抗せる程度の力であるにもかかわらず，干渉波を形成し典型的な早期動員傾向と考えられる．安静時には少量の陽性棘波がみられた．

筋電図所見のまとめ

- 安静時活動
  刺入時電位の亢進（insertional myotonic discharge）があり，fibrillation potential/PSWが下肢でみられた．
- 随意収縮
  下肢で低振幅短持続MUPの早期動員傾向がみられた．

電気診断 活動性筋原性変化

●Muscle biopsy（上腕二頭筋）

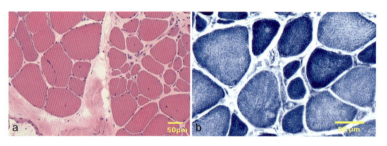

図5 左上腕二頭筋生検
a：HE．筋線維の高度な大小不同を認め，多数の中心核を有する線維や多核の線維，肥大線維，再生線維，splitting fiber を認める．間質の結合織の増成を認める．
b：NADH-TR．筋線維間網の乱れを認める．

●ジストロフィン遺伝子検査（MLPA 法）

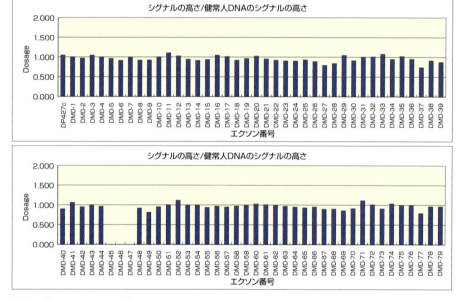

図6 ジストロフィン遺伝子のエクソン45，46，47 に欠失を認める．

Becker muscular dystrophy（BMD）
Becker型筋ジストロフィー

疾患解説

Becker型筋ジストロフィー（Becker muscular dystrophy：BMD）とは

筋ジストロフィーの中で最も頻度が高い病型は，筋細胞膜の裏打ちタンパクであるジストロフィンが欠損していることによって生じるDuchenne型筋ジストロフィー（DMD）であるが，小児期発症であり成人になるまでに診断がついていることが多い．一方で同じジストロフィノパチーであるが，ジストロフィン遺伝子変異がフレームシフトでない場合，異常サイズの不完全なジストロフィンが合成され病状が軽症になることがあり，Becker型筋ジストロフィーと診断される．X染色体連鎖性で平均発症年齢は12歳とされているが，高齢になるまで症状に気がつかないケースもある．基本的にDuchenne型と同じ近位筋優位の筋力低下の分布を示すが，歩行可能な症例から早期に車いす使用となる例まであり臨床症状は幅広い[1]．腓腹筋の仮性肥大は特徴的で，腓腹筋の腫大と大腿四頭筋の筋力低下のみが臨床症状であるケースも存在する．一方でX染色体の不活化の影響で部分的に症候が出現する女性保因者がありmanifesting carriersと呼ばれる．この場合，はじめは高CK血症と腓腹筋肥大のみを呈するが，経過とともに拡張型心筋症が徐々に進行していく場合もあるため注意が必要である[2]．遺伝子変異の種類としてBMDではエクソンの欠失67％，エクソンの重複9％，ナンセンス変異3％，スプライス変異9％，1塩基欠失など微小変位7％とされており，DMDの場合と類似している[3]．エクソンの欠失はホットスポットと呼ばれるエクソン3〜7，44〜53に多く，各検査会社で受け付けているMLPA法（multiplex ligation-dependent probe amplification法：全79エクソンを同時に解析してエクソンのコピー数を確認できる）を用いれば検出できる．つまりジストロフィノパチーは保険承認された血液検査で7割確定診断できることになる（遺伝子診断ガイドラインに基づいた慎重な対応が必要であることはいうまでもない）．エクソン欠失または重複がなかった場合は筋生検を行い，ジストロフィン染色の染色性低下を確認した後シークエンスを行うことになる．特に本例のように症状の軽い症例において侵襲的な筋生検を避けるためには，仮性肥大のような臨床像から積極的にBMDを疑い，遺伝子検査を優先して施行することも考慮される．

Lesson from the case

- 成人の下肢筋力低下では遺伝歴にかかわらず必ずBMDを鑑別にあげる．
- 仮性肥大は神経原性疾患でも起こりうるが，針筋電図では容易に筋原性変化が捉えられる．
- Insertional potentialの亢進はmyotonic dischargeを伴うこともある．
- ジストロフィノパチーは，保険診療の範囲内で患者の一部で確定診断に結びつく遺伝子検査が可能である．

Becker型筋ジストロフィーの筋電図所見

● 筋ジストロフィーの筋電図所見

　筋ジストロフィーの病理学的特徴は，①筋線維の壊死と再生が繰り返されるというプロセスが慢性進行性に経過すること，②間質の成分が増加すること，③脂肪置換することであり，筋電図でもそれを反映して，**安静時自発電位，多相性MUP，low-short MUP(myopathic MUP)，高振幅MUP(肥大線維)** など，様々な特徴的所見が得られ，筋病理と同じく"あらゆる種類の"異常所見が併存する．そもそもBuchthalらの報告以来，慢性の筋萎縮症における神経原性か筋原性の鑑別こそが針筋電図の最も得意とするところであるとされ，"筋原性は低振幅短持続MUP"という紋切り型の文言が一人歩きする事実の発端となったのが筋ジストロフィーにおける検討であった[4]．現在はMUP形状のみでの神経原性・筋原性の区別が危険であることは周知となっているが，随意収縮における力の定量化ができない以上，「患者が入れている力の程度に比してMUPの動員が多い状態を早期動員ととらえる」ためには，どうしても検者の経験(この程度の収縮努力ならばこの程度のMUPの動員が適切である)が必要になってくる．**これが臨床針筋電図を難しくしている要因の一つである．**

　筋電図は基本的に筋病理に対応している．しかし急性の経過の場合，病理学的に変化が確認できない段階で生理的な機能が落ちるという段階が存在する．たとえばGuillain-Barré症候群では筋病理に変化は起こらないが，筋電図ではloss of MUPの所見で，rapid firing patternが認められる．また多発筋炎においては，針筋電図でnormal MUPが多数みられても筋病理では壊死線維が多く確認されることがある．これらの乖離は慢性経過であれば起こることは少なく，慢性に経過して筋力低下の程度が明らかなもの(重力に抗せる程度か負荷には明らかに負けるぐらい：MMT 3〜4)であれば，力とMUP動員の関係から神経原性・筋原性の区別を間違えることは少ない．すなわち力に比してMUPの動員が良好であれば筋原性変化であり，力に比してMUPの動員が不良であれば神経原性あるいは中枢性である(そのうちそれぞれのMUPが発火頻度の上昇を伴っていれば神経原性変化である)．筋ジストロフィーは慢性経過であり，肥大線維やsmall groupingの影響で大きなMUPが確認されることもまれではないが，基本的にMMT 3の筋で多数のMUPが動員され，容易に干渉するという筋原性変化の基本が揺らぐことは少なく，MUP形態の変化に惑わされずに判断する癖をつけるべきである(図6)．その場合も，検査に用いた電極のpick up area(おおよそ一つの筋のどのぐらいの領域の情報が反映されているか)を意識することを忘れてはならない．本症例の腓腹筋のように，高度に脂肪変性している筋においては，針先周辺には限られた筋線維しか存在しない場合もある．その場合は力を増していってもMUPの動員は得られず，発火頻度のみが上昇していき，神経原性変化と間違えやすい(下腿三頭筋は共同してはたらくため，特に膝関節屈曲位では腓腹筋があまり貢献せず，他の筋の収縮で力を発揮していることも

ある).こういった場合はCTやエコーなどで,あらかじめ筋の状態が把握できていると,少し場所を変えて刺入し直したり,神経原性・筋原性の判断する筋から除外するなどの工夫をすることができるため,画像診断技術が発達したわが国では特に,針筋電図という侵襲的検査の前に画像情報が得られていることが望ましい.

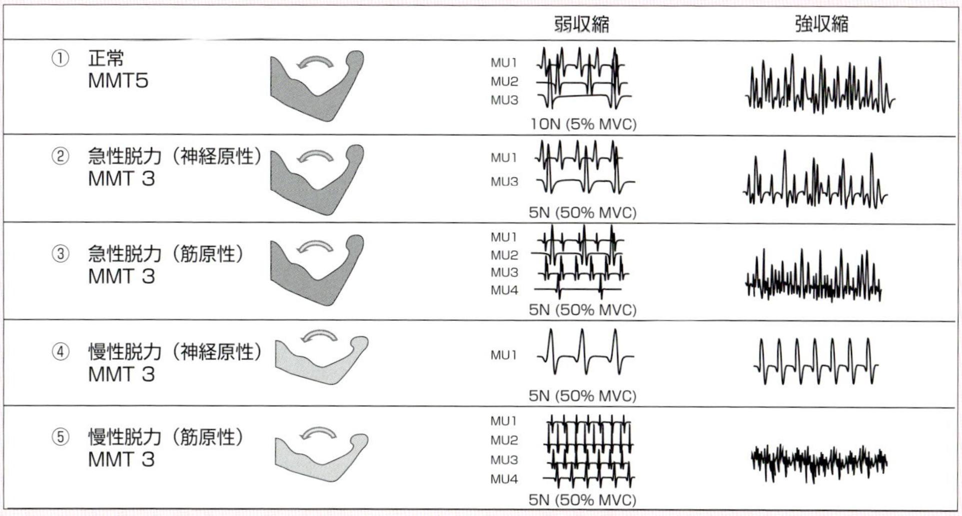

図6 神経原性変化および筋原性変化におけるMUPの動員パターン(模式図)

随意収縮時のMUPの動員パターンの典型像を示す.
①正常
軽度随意収縮時は10N(ニュートン)の力(約1kg重.ハンドヘルドダイナモメーターなどを用いれば測定可能)が上腕二頭筋によって出力されており,これは最大収縮時(MVC:maximum voluntary contraction)の5%にあたる.MU1からMU3までの3種類のMUPが導出できている.
②急性脱力(神経原性:Guillain-Barré症候群など)
動員されるべきMU2が伝導ブロックのため動員されない(loss of MUPs).そのためMU3の発火頻度が上がっている.しかし出力は5Nしか出ていない.10N出そうとすると100%MVCすなわち最大収縮努力となり,それでもMMT3レベルである.急性のためMUPの形状の変化はなく,rapid firingのみが目立つ.
③急性脱力(筋原性:筋炎急性期など)
MU1とMU3を構成する筋線維のうちいくらかが障害を受けviableな筋線維が減少しているため,short duration MUPあるいはpolyphasic MUPとなっている.これらのMUはトルクが小さいためrapid firingし,さらに目的の出力を達成するためにMU4も動員されている.MU2は正常で残っているため,正常波形にshort duration MUPまたはpolyphasic MUPが混在しているようにみえる.最大収縮時は正常との区別が難しい.この場合が,力に比して干渉が早いかどうかの判断が最も難しく,動員パターンだけでは判断を誤ることがあるので,MUP形態(small MUPやpolyphasic MUPの存在)にも注意を払う.何よりも筋炎などの急性筋原性疾患ではより確実な所見である安静時自発電位(fibrillation potential/PSW)を重要視すべきである.
④慢性脱力(神経原性:運動ニューロン疾患など)
運動単位は減少し,再支配されたLarge MUPが高頻度に発火する.強収縮でもあらたに動員されてくるMUPは乏しく単に同じMUPの発火頻度が上昇するだけのsingle oscillation/picket fence patternを示す.診断は容易.
⑤慢性脱力(筋原性:筋ジストロフィーなど)
筋線維密度が減少したshort duration MUPが大半を占め,それぞれのトルクが小さいため高頻度発火するしかなく,軽度随意収縮でも多くのMUPが動員され高頻度で発火するため容易に干渉してしまう(早期動員).最大収縮に至る前に基線が見えなくなるため異常早期干渉と判断される.実際には図のように力を測定することは難しいため検者の経験が頼りになる.

■ 文 献

1) Emery AE：The muscular dystrophies. *Lancet* 2002；**359**：687-695.
2) Hoogerwaard EM, et al.,：Cardiac involvement in carriers of Duchenne and Becker muscular dystrophy. *Neuromuscular Disorders* 1999；**9**：347-351.
3) Takeshima Y, et al.,：Mutation spectrum of the dystrophin gene in 442 Duchenne/Becker muscular dystrophy cases from one Japanese referral center. J *Hum Genet* 2010；**55**：379-388.
4) Buchthal F, et al.,：ON THE DIFFERENTIATION OF MUSCLE ATROPHY BY ELECTROMYOGRAPHY. *Acta Psychiatrica Scandinavica* 1941；**16**：143-181.
5) Daube JR：AAEM minimonograph #11：Needle examination in clinical electromyography. *Muscle Nerve* 1991；**14**：685-700.

サイズの原理

　一つの筋を支配している脊髄前角にある運動ニューロンは小さいものから大きいものまで複数存在する．一般に，大きな細胞体を持つ運動ニューロンは早く神経伝導する太い軸索を持ち，多くの筋線維を支配し強力な力を発揮するが疲れやすく，小さい細胞体を持つ運動ニューロンはすべて逆で力が弱いものの疲れにくい，とされている．Hennemanらはネコを使ってこれらの運動ニューロンと力の関係を調べたところ，これらの活動はランダムではなく，力を加えていくとまず小さな運動ニューロンから先に興奮し，大きい運動ニューロンは力の増加とともに徐々に動員されてくることを報告した[1]．その後の研究からヒトにおいてもこの「サイズの原理」はあてはまることがわかっている．このおかげで微細な力の調節が可能となり，また疲れやすい大型神経細胞を温存することができる．そのほかの特徴も織り交ぜてまとめると，随意収縮筋電図を行う上で重要な原理は以下のようになる．

①小さな運動単位は大きな運動単位よりも先に発火する．
②はじめの運動単位の発火周期は5〜7Hzである（これより遅い周期で連続発火できない）．
③力を増していくと，運動単位の発火周期が12〜15Hzに達する前に次の運動単位が動員されてくる．
④4番目や5番目の運動単位が動員されるころには15Hzを超える発火頻度の運動単位が画面を覆うが20Hzを超えることはない．
⑤筋電図で見ているのは針先が拾える10〜15個程度の運動単位の情報のみである[2]．

　サイズの原理は病的状態でも基本的に保たれるとされているが，再支配をされて大きくなった運動単位の場合は順序が異なることもありうる[3]．針筋電図において，弱収縮を行わせ評価しているのは小さな運動単位のみであり，収縮力を漸増させてみないと，その筋を支配する運動単位群（運動ニューロンプール）の全貌を把握することはできない．常に力の状態をモニタリングしながら運動単位を評価する癖をつけることが重要である．

■ 文 献

1) Henneman E, *et al.*：FUNCTIONAL SIGNIFICANCE OF CELL SIZE IN SPINAL MOTONEURONS. *J Neurophysiol*, 1965；**28**：560-580.
2) Tan FC：EMG Secrets. 2004：Hanley & Belfus.
3) Milner-Brown HS, *et al.*：Contractile and electrical properties of human motor units in neuropathies and motor neurone disease. *J Neurol Neurosurg Psychiatry*, 1974；**37**：670-676.

発展症例編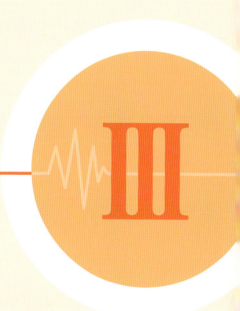

Shoulder weakness
両上肢挙上困難

患者：47歳女性

主訴 10年前から肩こり，首こりで近所の整形外科に通院していた．飲食店の仕事で1年前から3枚以上の皿を右手で持ち上げにくくなった．頸椎ヘルニアといわれ牽引に通っていたが改善しないため神経内科に紹介された．
若い頃から運動は得意で学生時代はテニスをしていた．

既往歴・家族歴 特記すべきことなし．

所見 身長160cm，体重48kg．
neck. flx. 5, del. 3/4, bic. 3/5, tri. 4/5, w.ext. 5/5, w.flx. 5/5, f.ext. 4/4, 握力 18kg/30kg, ilio. 5/5, quad. 5/5, ham. 5/5, TA 5/5, GC 5/5, 四肢腱反射 N〜↓/N〜↓，感覚障害なし．

検査値 CK 143 U/L, CRP<0.03 mg/dL

Keywords
両肩関節外転障害

●頸椎MRI

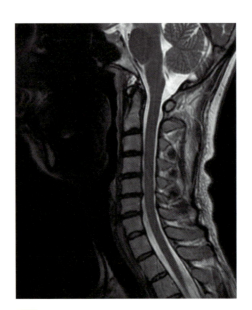

図1 頸椎単純MRI（T2強調画像，矢状断）
明らかな異常所見を認めない．

● 症例写真

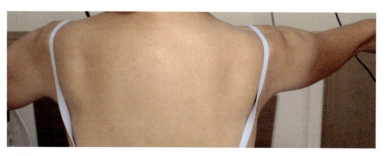

図2 背部写真（両上肢外転を指示）
両肩関節の水平位までの挙上が困難．特に左は僧帽筋でつり上げている．

● Muscle CT

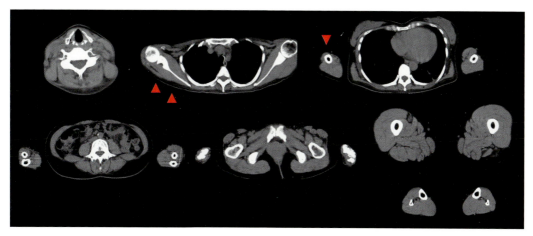

図3 全身筋肉 CT
右肩甲骨周囲筋および上腕二頭筋（矢頭）に筋萎縮を認める．

> **電気診断のストラテジー**
>
> 数年の経過で進行した上肢挙上障害．本人の訴えは片側だが診察上は両側の障害であり，生活するうえで無自覚に代償していたと仮定すると，実際の病状経過はもっと長い可能性がある．CT 上も筋萎縮に左右差があり，腕神経叢障害や感覚障害を伴わないことから運動ニューロン疾患，筋疾患としては左右差が特徴的な顔面肩甲上腕型筋ジストロフィー，肢帯型筋ジストロフィー，神経筋接合部疾患を鑑別にあげる．なかでも背部からの上肢挙上写真からは翼状肩甲はみられないものの，肩甲骨の胸郭下方への固定が弱く上部僧帽筋が目立つ特徴的な姿勢になっており，顔面肩甲上腕型筋ジストロフィーを最も疑い，筋電図で神経原性疾患が否定できれば遺伝子検査を優先することも考慮する．

● Needle EMG

7-1 上腕二頭筋（Biceps brachii） MMT 3 安静時：100μV/div, 10ms/div

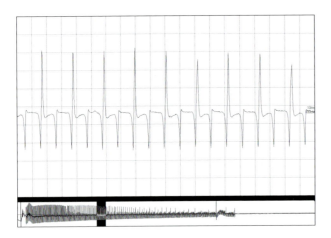

針電極刺入に伴い100Hzと高頻度で発火し，規則的な陽性波の反復放電を認め，数秒して急に停止する．Complex repetitive dischargeの範囲に入る．はじめはすべての電位が陰性部分を伴っているが，次第に放電2回に1回，さらには4回に1回になり，最後は陰性部分がなくなり，放電が停止する．放電にかかわった筋線維の興奮性が次第に閾値を下回り，放電する筋線維が減っていったと考えられる．

7-2 上腕二頭筋（Biceps brachii） MMT 3 随意収縮：500μV/div, 10ms/div

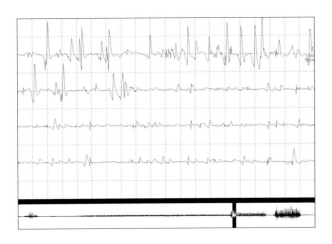

弱収縮で動員されるのは筋線維密度の低いlow amplitude short duration MUPですでに高頻度で発火しており，力を増量するように指示すると突然振幅が正常のMUPが動員される．1回力を抜いてまた入れるときに漸増が難しく干渉してしまう．Early recruitmentの所見．安静時には少量のfibrillation potential，positive sharp wave（PSW）を認めた．

7-3 総指伸筋（Extensor digitorum communis）
MMT 4 随意収縮：500μV/div, 10ms/div

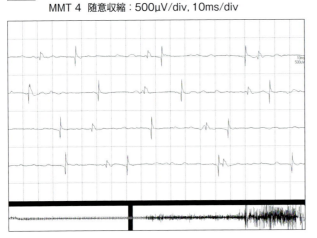

上腕二頭筋と同様弱収縮で動員されるのはほぼsingle fiber potentialに近いlow amplitude short duration MUPで，少しの収縮努力で干渉する．さらに力を強めると大きな電位も動員される．やはりEarly recruitmentの所見．

> **筋電図所見のまとめ**
> ● 安静時活動
>   Fibrillation potential, PSW, complex repetitive discharge を認める.
> ● 随意収縮
>   低振幅短持続 MUP が早期動員される. MUP の減少はなし.
>
> 電気診断 慢性活動性筋原性変化

● Muscle biopsy（上腕二頭筋）

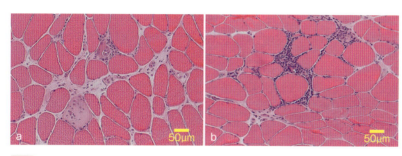

図4 左上腕二頭筋生検
a：HE. 筋線維の大小不同を認め, 壊死線維, 再生線維を認める. 間質の増生を認める.
b：HE. 肥大線維が散見され, 一部では fiber splitting を認める. 壊死線維を中心とした炎症細胞浸潤を認める.

● FSHD 遺伝子検査

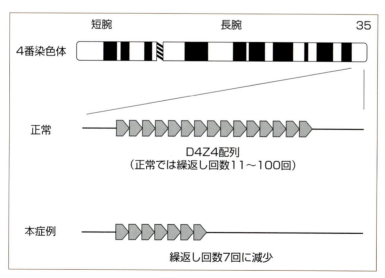

図5 FSHD 遺伝子検査
4q35 にある D4Z4 繰り返し配列を EcoR1/Bln1 の二重消化法により処理した断片をサザンブロットで検出すると 35kb 未満のところにバンドが検出され繰返し回数が減少していることがわかる.

Facioscapurohumeral muscular dystrophy (FSHD)
顔面肩甲上腕型筋ジストロフィー

疾患解説

顔面肩甲上腕型筋ジストロフィー（facioscapulohumeral muscular dystrophy：FSHD）

FSHD は顔面，肩甲骨支持筋，上腕および前脛骨筋と腰帯筋がおかされる優性遺伝性の筋ジストロフィーで，左右差が目立つことで知られている．約3割は *de novo* で発症するため家族歴がない場合もある．通常9割の患者が成人になる前に発症し50歳までに約2割が車いすを必要とするようになる．上肢を外転や前方突出させるときに肩甲骨が胸郭から移動してしまい，鳥の羽のようにみえる翼状肩甲 "scapular winging" が特徴的である．疾患のメカニズムに関しては近年多くの事実が明らかになっており，詳細は成書に譲るが，FSHD1，FSHD2 ともに遺伝子検査にて確定することが可能になっている．近年では D4Z4 領域の繰返し回数と臨床的重症度が逆相関することがわかっている[3]．

Lesson from the case

- 左右差のある慢性経過の上肢帯の筋萎縮をみた場合，遺伝歴が明らかでなくても FSHD を鑑別にあげる．
- FSHD では筋電図では特異的所見はない．正常のこともある．
- FSHD では筋生検も筋炎と区別できないため遺伝子検査が診断の鍵である．

サンプリング周波数

筋電計の「設定」あるいは「コンディション」の項目の一つに "sampling rate"（サンプリング周期）がある．アナログ信号である生の電位（連続信号）をデジタル（一定時間間隔での数値：離散信号）に変換するためには，ある幅をもった棒グラフの集まりにする必要がある（これを A-D 変換という．Column6 参照 p.58）．このときの棒グラフの幅が細ければ，原波形をより忠実に反映した記録になるが，データ量が多くなる．一方で棒グラフの幅が広ければ，データ量は少なくてすむがサインカーブが階段状の凸凹で表されることになり，もとの波形を再現できない．このときの棒グラフの幅（時間）がサンプリング周期である．一秒を周期で割ったものがサンプリング周波数であり，少なくとも生データに含まれる最も高周波の波形の2倍の周波数がないと不正確になる．同心針筋電図の周波数帯域は 10～10,000Hz なので少なくとも 20,000Hz 以上のサンプリング周波数（サンプリング周期として 50μs）が必要である．日本光電の筋電計では10秒間の1チャンネル針筋電図記録が1周期ごとの整数値として保存されるため20万行の数列としてテキスト保存が可能である（ファイルーテキストとして保存）．一度，数値データとして取り出してみて眺めてみると膨大なデータを扱っていることが実感できるであろう．

顔面肩甲上腕型筋ジストロフィーの筋電図所見

❶ FSHDの診療上の特徴

　FSHDは翼状肩甲骨以外にもいくつかの特徴的な診療所見がある．

　まず正面視では肩甲骨の位置が下がっているため比較的保たれている上部僧帽筋がスロープ状にみえ，前方から姿をみたときに鎖骨が水平にみえる．また**水平挙上を命じると上部僧帽筋と肩甲骨が膨隆する特徴的な姿勢"trapezius hump"を示す．この姿勢をもって診断されることが多い**[1]．これは外転時に前鋸筋の筋力低下のため肩甲骨を上方回旋できない代わりに，比較的保たれる上部僧帽筋が代償的に肩甲骨を引き上げるために起こる．肩の外転ができないのは肩甲骨を固定できないためで，三角筋は実は障害が乏しく，上腕が萎縮し前腕が保たれる形状と合わせて"popeye's arm"とも呼ばれる．また閉眼時のまつげ徴候や，顔面下部の筋力低下のために口笛が吹けない，上の歯が出せない，笑顔が真一文字になる"transverse smile"，などの顔面筋力低下があり，四肢の筋力低下で受診した際に指摘できることが多い．下部腹直筋の筋力低下のために，臥位で頭部を挙上したときに臍が頭側に移動する"Beevor's sign"も診断に際し有用である[2]．漏斗胸や網膜血管異常，難聴などといった筋肉外症状も診断の助けになり，CKは1,500 U/L未満とそれほど上昇しないが補助検査を用いなくても典型例の診断は難しくない．しかし，D4Z4領域の繰返し回数が比較的多い（7〜10回）軽症の患者においては，一側上肢筋力低下のみや下垂足"myopathic drop foot"などの非典型な所見のみの場合もあるため，診断が難しい場合もある．そのような場合でも**基本となる典型例の臨床像を熟知しておくことがFSHD診断への近道となる**．

❷ FSHDの針筋電図所見

　FSHDの筋病理はきわめて非特異的とされている．一般的には筋の大小不同や壊死再生など通常の筋ジストロフィーの変化がみられるが，病初期は所見が軽度で異常を認めないこともある．逆に，ある程度進行している例では間質の線維化やlobulated fiber，小角化線維が目立つだけでなく，約1/3の症例では内鞘内の炎症細胞浸潤が著明で筋炎と間違えられることもある[4]．以上の病理を反映して，針筋電図においても病初期では臨床的に脱力がある筋でさえも正常所見のことがあり，運動単位の波形解析を行い初めて異常を検出できることもある．一方ある程度進行した筋では，安静時放電のみならず，典型的なmyopathic MUP（low-short-polyphasic, etc.）が早期動員する所見を呈する．また，長期経過例では神経原性変化を呈するとの記載もある．つまり**筋電図所見もきわめて非特異的である**．そのためFSHDの診断には筋生検は推奨されていない．鑑別疾患としては筋炎，重症筋無力症，ミオチューブラーミオパチー，セントラルコア病などの先天性ミオパチー，脊髄性筋萎縮症などがあげられる．反復刺激検査と傍脊柱筋針筋電図で筋炎と神経筋接合部疾患の除外をすることは可能である[5]．本症例では筋電図，筋生検とも非特異的な炎

症性ミオパチーに矛盾しない所見であったが，典型的な左右差のある臨床像を呈していたため遺伝子検査を行い確定診断することができた．現時点では家族歴を確認し，十分な説明のあと遺伝子検査を勧めることが推奨されている（図6）．緩徐な進行の疾患であり，合併症に注意しながら長期経過をみていく必要がある．現在までのところ弱い力での有酸素運動が容認されており，専門的な理学療法士と相談して進めるほうがよい[6]．

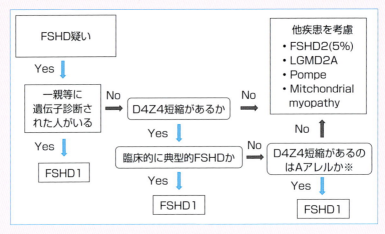

図6 FSHD 診断のフローチャート．
※ 4番染色体短腕テロメア側にポリA配列をもつA型のアレルとないB型のアレルがあり，B型アレル上でのD4Z4短縮があっても発症しないとされている． （文献6を一部改変）

文献

1) Tawil R, et al.：Facioscapulohumeral muscular dystrophy. *Muscle Nerve* 2006；**34**：1-15.
2) Awerbuch GI, et al.：Beevor's sign and facioscapulohumeral dystrophy. *Arch Neurol* 1990；**47**：1208-1209.
3) Statland JM, et al.：Milder phenotype in facioscapulohumeral dystrophy with 7-10 residual D4Z4 repeats. *Neurology* 2015；**85**：2147-2150.
4) Arahata K, et al.：Inflammatory response in facioscapulohumeral muscular dystrophy（FSHD）：Immunocytochemical and genetic analyses. *Muscle Nerve* 1995；**18**：S56-S66.
5) Kimura J：Electrodiagnosis in Diseases of Nerve and Muscle：Principles and Practice. 2013：OUP USA.
6) Tawil R, et al.：Evidence-based guideline summary：Evaluation, diagnosis, and management of facioscapulohumeral muscular dystrophy：Report of the Guideline Development, Dissemination, and Implementation Subcommittee of the American Academy of Neurology and the Practice Issues Review Panel of the American Association of Neuromuscular & Electrodiagnostic Medicine. *Neurology* 2015；**85**：357-364.

運動終板

　筋内に入った運動神経は最終分枝となり，一本の軸索が一本の筋線維と神経筋接合部で信号伝達をする．その筋線維側の「へこみ」構造を運動終板(motor endplate)と呼び，軸索末端とシナプスを形成している(一番身近に観察可能なシナプスである)．ここでインパルスとして伝導してきた情報はアセチルコリンという物質に形を一時的に変え，また終板で活動電位に変換され筋膜上を伝搬されていく．すなわちここでは一度線が「切れ」ているため，失敗がないように十分に安全設計がなされている(残念ながらこれを下回るのが筋無力症)．軸索末端からは終板側に常に一定量のアセチルコリンが放出されており，終板側にも閾値を超えない程度の放電が持続していて，MEPP(miniature end-plate potential)と呼ぶ．この付近に針電極が位置するとサーというノイズが聞こえて，針先が抜けて筋膜にいってしまったのかと思うときがある．これが endplate noise であり seashell murmur(貝殻を耳に当てたときのような音)に例えられる．またこの近辺では初期に陰性から始まり不規則で頻回に出現する電位も同時にみられることが多く，こちらは endplate spike と呼ばれる．筋線維が電極で刺激されて出た人工的な電位と考えられていて「フライパンで油がはねる音」と例えられる．形態的には Fibrillation potential との鑑別が問題となる．また針電極が終板近辺を刺激したものの，終板に近いのが針先端の陰極ではなく該当部分の陽極の場合は陽性棘波と同じような形態になり，こちらも PSW との鑑別が問題になる．どちらも病的でないので規則性に乏しく，後者は PSW よりも持続が短いことが鑑別の手がかりになる．

　筋線維に届いた活動電位は終板から長軸方向に筋線維上を3〜4m/sというゆっくりした速度で伝導していく．ある筋肉で終板が比較的集まっているところは決まっており，表面筋電図などの検討で明らかになっている[1]．例えば上腕二頭筋などは上腕中央にV字型に並んで分布しており，より遠位側に針電極を刺入した場合は遠方から近づいてくる電位を捉えることになり，よい記録がとれない場合がある[2]．うまく波形がとれない時は思い切って針を抜いて，もう一度よく触診し，別の場所に刺し直したほうがかえって早いことがある．そのときに終板活動が頻回に記録されるときは針先がうまく終板が集中している付近に配置できた可能性がある．

■ 文　献

1) Zwarts MJ, *et al.*：Multichannel surface EMG：Basic aspects and clinical utility. *Muscle Nerve*, 2003；**28**：1-17.
2) Aquilonius SM, *et al.*：Topographical localization of motor endplates in cryosections of whole human muscles. *Muscle Nerve*, 1984；**7**：287-293.

症例 8

Myopathic MUP
指屈曲困難

> **患者：65歳男性**
>
> **主 訴** 指が曲がりにくい
> **病 歴** 1年前から左手の指の力がなくなって物がつかみにくくなった．整形外科でも異常ないと言われた．階段も少し昇りにくくなった気がする．
> **既往歴・家族歴** 特記すべきことなし．
> **所 見** 顔面筋力正常，舌萎縮なし，四肢筋萎縮なし．
> neck flx. 5, del. 5/5, bic. 5/5, tri. 5/5, w. ext. 5/5, f. ext. 5/5, f. flx. 3/3, f. abd. 4/4, oppo. 4/4, ilio. 4/4, quad. 5/5, ham. 5/5, TA 5/5.
> 上肢腱反射正常，下肢腱反射消失．
> **検査値** CK 349 U/L．

● 症例写真

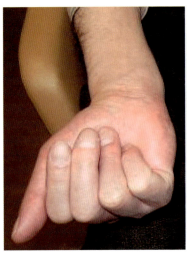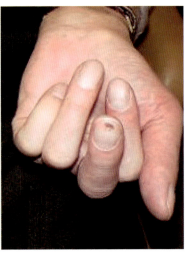

図1 手指写真
「グーしてください」というと遠位指節間関節（DIP関節）以外が屈曲する．

Keywords

指屈曲困難，下肢筋力低下，緩徐進行，CK軽度高値，男性，下肢腱反射低下．

> **電気診断のストラテジー**
>
> 指の写真から第一に封入体筋炎が想定される．確定診断のための除外診断を行っていく．
> 神経伝導検査で脱髄性ニューロパチーなどの否定を行い，また感覚神経電位の導出の程度で遺伝性運動感覚性ニューロパチー（HMSN）などの否定も可能となる．
> 症状が限局しているため CT で全身性疾患かどうかの確認は必要．
> 上記が想定通りであれば針筋電図にて神経原性疾患と筋原性疾患の鑑別を行う．
> 針筋電図施行部位は最も筋力低下の強い手指の屈筋と，下肢筋力低下のための下肢近位筋を選択する．

● Muscle CT

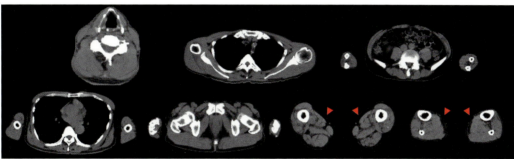

図2 全身筋肉 CT
大腿筋群および腓腹筋内側頭の萎縮を認める（矢頭）．全身性疾患でよい．

● Nerve conduction study

表1 神経伝導検査結果

	DML(ms)	CMAP(mV)	MCV(m/s)	SNAP(μV)	SCV(m/s)
Lt.Median	3.2	8.8	61	22	72
Lt.Ulnar	2.3	8.7	69	11	66
Lt.Tibial	5.5	2.9	43	−	−
Lt.Peroneal	4.2	2.6	46	−	−
Lt.Sural	−	−	−	6	40

下肢筋の CMAP 振幅低下を認める．伝導遅延を認めない．

●Needle EMG

8-1 総指伸筋(Extensor digitorum communis)　MMT 5　安静時：100μV/div

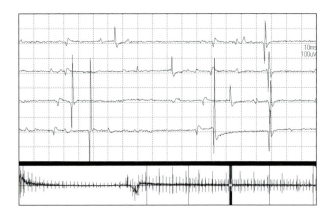

画面上でみられるものはすべて fibrillation potential である．後半部には散発性に振幅が大きな電位がみられ，一見 fasciculation potential のようにみえるが，放電間隔は長いものの一定であり，周期の長い fibrillation potential であることがわかる．

8-2 深指屈筋(Flexor digitorum profundus)　MMT 3　随意収縮：1mV/div

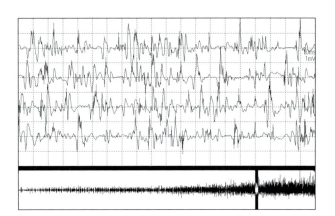

最も弱い深指屈筋での記録．運動単位の減少はみられず，動員パターンは一見正常にみえるが，最終的に最大収縮に至った最後の部分でも徒手筋力テストでは3レベルの筋力しか得られていないことに注意が必要．弱収縮時にみられる MUP は正常のものの中に rise time の小さい spike が存在する．最終的には完全干渉に至る．力に比して MUP が豊富であり筋原性変化が疑われる．

8-3 外側広筋(Vastus lateralis)　MMT 5　随意収縮：500μV/div

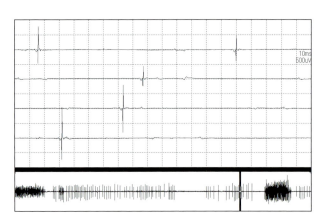

随意収縮の記録にもかかわらず，fibrillation potential と同様の持続時間が極めて短い MUP が出現しているが，発火パターンが不規則であり MUP と判断できる（筋線維密度が減っているため電極に近接する単線維由来電位が記録されている）．随意収縮を指示するとすぐに干渉してしまい高周波の音が聞こえる（早期動員）．高度な筋原性変化が疑われる．

● その他の所見

すべての筋で fibrillation potential が確認された．

> **筋電図所見のまとめ**
> ● 安静時活動
>   fibrillation potential が上下肢にあり，fasciculation potential なし．
> ● 随意収縮
>   運動単位電位の減少なし．動員パターンは正常から早期動員傾向で，MUP の波形は rise time の小さい成分を含むものや持続時間が短いもの，多相性のものが正常 MUP に混在している．筋力低下のある深指屈筋で MUP が減少しておらず，振幅が保たれたものが多いが筋原性変化で間違いない．
>   **電気診断** 活動性筋原性変化

● Muscle biopsy（上腕二頭筋）

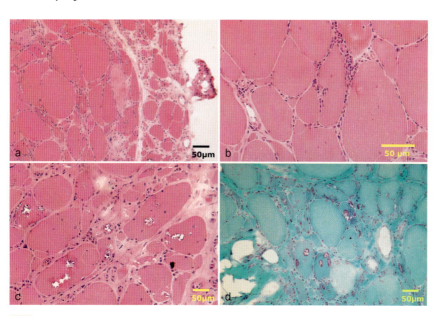

図3　左上腕二頭筋生検
a：HE．大小不同が目立ち，小角化線維や肥大線維を認める．中心核を有する線維や多核の線維を認める．間質の増生を認める．
b：壊死線維．再生線維が少数あり．非壊死線維を取り囲む炎症細胞浸潤や筋線維に侵入する像を認める．
c：縁取り空胞を有する線維が多数認められる．
d：mGT．壊死線維を多数認める．筋内鞘内の間質の拡大が目立ち，細胞浸潤も認める．縁取り空胞（rimmed vacuole）を有する線維を多数認める．

> **筋生検所見のまとめ**
> ● 縁取り空胞を有する炎症性筋疾患が疑われ，封入体筋炎に矛盾しない．

診断: Inclusion body myositis
封入体筋炎

> **📖 疾患解説**
>
> **封入体筋炎にみられる封入体（Gomori-Trichrome 変法）**
>
> 凍結切片では脱水で抜け落ちてしまい空胞となり，周辺部に蓄積した物質がヘマトキシリンで染色されるため縁取られたようにみえるが，電子顕微鏡では tubulo-filamentous な物質が充満している像が確認できる．当初ウイルス感染症に伴う封入体と考えられたが，その後同様の報告が相次ぎ，独立した疾患として認識されるに至った．豊富な炎症性変化がみられるため炎症性ミオパチーとしての側面と，高齢者に発症し治療に反応せず緩徐に進行しアミロイドが蓄積していくという加齢に関連した変性疾患としての側面の両面があり，早期診断されることは少ない．

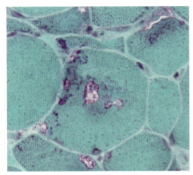

図4 rimmed vacuole を有する筋線維
（本症例の一部拡大）

> **⚠ Lesson from the case**
>
> - 封入体筋炎は FDP（深指屈筋）が弱くなる．軽症例では大腿四頭筋は MMT で筋力低下を検出できないこともある（強力な筋であるため）．
> - 筋力低下が明らかな場合，早期干渉がよくわからなくても強収縮で十分干渉すれば運動単位は減少していないため筋原性変化と判断できる．特に封入体筋炎では FDP の針筋電図が重要．
> - 「封入体筋炎の針筋電図は神経原性変化と筋原性変化の混在」と成書に記載されているが，ほとんどは高振幅電位が混在していることを述べているだけであり，運動単位数は保たれているため真の「筋原性変化」でよい．
> - 運動ニューロン病との鑑別は，動員パターンなどによる運動単位数の判断と fasciculation potential の有無で可能．

封入体筋炎の筋電図所見

❶ 封入体筋炎（inclusion body myositis：IBM）とは

　封入体筋炎（IBM）は高齢者に発症する原因不明の炎症性筋疾患で，組織学的に筋細胞内に封入体がみられるという特徴から命名されている．1967年に記載されたときはミクソウイルス感染に伴うウイルス性筋炎ではないかと想定されたが，その後コンドレッド陽性の物質が封入体内に確認されるなどして現在の疾患概念の確立に至った[1]．現在は50歳以上の成人におけるもっとも頻度の高い炎症性筋疾患と考えられている．臨床的には極めて特徴的な所見を呈し，本疾患を想定して診察に臨み特徴的な病理所見が得られれば診断自体は難しいものではない．6か月以上の経過で緩徐に進行する筋萎縮と筋力低下がとりわけ指の屈筋と大腿四頭筋にみられ，**筋生検で多発筋炎と同様の炎症像（壊死再生，非壊死線維周辺への細胞浸潤，MHC class I の筋膜における強発現）に加え，縁取り空胞，COX陰性線維の存在を認めることが診断根拠となる**[2]．縁取り空胞内は実際には空虚ではなく，グルタルアルデヒド固定をすると核や核膜の断片化した構造物がぎっしり詰まっている像がみられ，AβやユビキチンT，リン酸化タウ，p62などに対する抗体で染色すると陽性となる．また筋細胞質内には核外でのTDP-43の蓄積もみられ，神経変性疾患に類似した病態生理が存在する可能性も指摘されている[3]．他の炎症性筋疾患と異なり免疫治療に対する反応は不良で，現在のところ有効な治療法は開発されていない．経過は極めて遅く，50歳ごろ受診したとしても数年以上前から症状が出現していた可能性もある．適切な部位で生検がなされなかった場合や発症早期例などでは縁取り空胞の確認が難しいこともあり，疑い例となる場合も少なくない．**本疾患は炎症性筋疾患を診療する内科医によく知られているとは言い難く，長期にわたる不要な治療を避けるためにも筋電図にかかわる医師が本疾患の確定診断をつける必要がある．**

❷ IBMの臨床的特徴

　受診動機は下肢近位筋の筋力低下（しゃがんだ姿勢や低めの椅子からの立ち上がりがしにくい，階段ののぼりがきつい）が多く，尻餅をついたり転倒したことが直接のきっかけになることがある．これは多発筋炎/皮膚筋炎のように頸部体幹の筋力低下が起こる疾患と異なり，下肢近位筋に比較的限局した症状が緩徐に経過するためである．加齢によるものと自己判断するためか受診は遅れがちで，初診時にすでに大腿前面筋は高度な萎縮に陥っていることもまれではない．診察では握力が弱く，**長母指屈筋や深指屈筋の筋力低下のために缶ビールのプルタブを開けること，スプレー缶のボタンを押すこと，鍵を使うこと，靴紐を結ぶことなどができなくなってきており，生活上の些細な作業の困難さが明らかとなる．どちらかというと非利き手側に強い前腕筋の筋萎縮と筋力低下，大腿筋の前面筋群に強い筋力低下，前脛骨筋の筋力低下を示すことが多い．**腱反射は少なくとも膝蓋腱は低下・消失してお

り，問診でわかるレベルの嚥下障害(約60%)も診断の助けになる．CKは上昇しても 2,000 U/L を超えることは少なく，正常の例もまれではない．筋クランプや感覚障害は一般にみられない[4]．以上の臨床像は特徴的かつ画一的であり，筋電図検査で筋原性変化を確認したのち筋生検に至る診断のプロセスを進めていく必要がある．本症例も受診が遅く，筋力低下に関する詳細な時間経過は把握されていなかったが特徴的な指屈曲像(図1)によりIBMを強く疑い検査を行っていくことになった．筋電図検査を行う前に想定した疾患があり，その診断を確かにする場合は何をどの検査で否定し，どの検査で確定するか，戦略を立てて検査に臨む姿勢を身につける必要がある．

❸ IBMの筋電図所見

IBMの筋電図は古くから特徴的な所見がなく，他の炎症性ミオパチーと区別ができないとされてきた．他の炎症性ミオパチーと同様に刺入時電位の亢進，安静時自発電位，随意収縮時の筋原性変化がそれにあたる．さらにIBMでは波形分析から long duration MUP や high amplitude MUP などが特に遠位筋に散見されるため「神経原性変化が混在」するとされてきた[5]．高齢で手指筋力低下を示すIBMにおいてALSは鑑別すべき重要な疾患であるが，この筋電図所見の影響もあり，初診時に13%がALSと誤診されたとの報告もある[6]．これまでの報告をまとめると "mixed pattern of low amplitude short duration and large long duration" MUP は 32〜56%の患者でみられたと報告されている[7]．ただしこれらの電位は経過の長い他の筋ジストロフィーなどでもみられることが多く，実際にマクロEMG(single fiber EMG をトリガーとして針電極全体で運動単位全体を捕捉し，正味の運動単位電位の大きさを推定できる手法)による検討では神経原性MUPはみられないと結論づけられている[8]．高振幅電位の存在は筋線維の壊死・再生に伴う筋の肥大化や局所的な筋線維密度の増加が原因として想定されているが，はっきりしたことはわかっていない．もっとも症状の強い深指屈筋で検査を行えば，典型的な myopathic MUP が得られ，診断に迷うことがないためHokkokuらは深指屈筋での検査を推奨している[9]．本症例でも深指屈筋では rise time の短い電位が多数認められた．実臨床では，IBMのMUP波形は実際には正常MUPとの区別が困難なものも多く，動員パターンほどあてにできないことは留意しておくべきと思われる．

❹ 本症例の筋電図検査の実際

本症例ではまず初めに総指伸筋の筋電図を行った．遠位優位の筋力低下があり，神経原性であれば伸筋である総指伸筋で異常が検出される確率が高いため選択している．総指伸筋はC6〜8神経根支配でありスクリーニングとして障害が検出しやすいこと，伸筋であるため意図しない随意収縮が入りにくく，安静時電位が確認しやすいこと，手内筋に比べ痛覚受容器が少なく疼痛が少ないことなどの理由で遠位筋の被検筋として好んで用いられる．本患者では安静時放電は豊富であったが運動

単位数の減少はみられなかった．もともと持続時間の短い電位が豊富にみられやすい筋でもあるため，神経原性電位は同定しやすいが筋原性電位と正常電位の区別は困難である．このような筋では少なくとも筋力が3レベルに落ちていないと動員の評価を間違える可能性があるため，踏み込んだ評価は避けた．筋力低下が軽度の筋では，先入観に基づいた評価を避けるためにも安静時電位に重きをおき，動員，干渉の評価には慎重になることが推奨される．一方で前述のように本疾患の決め手は脱力の強い深指屈筋の針筋電図での運動単位電位の波形評価および動員評価である．深指屈筋はⅡ～Ⅳ指の末節骨の屈曲を行う筋で，Ⅱ，Ⅲ指は正中神経支配，Ⅳ，Ⅴ指は尺骨神経支配である．両群の筋力に明確に差がある場合は単神経障害も考慮する必要があるが，IBMの場合はⅡからⅤ指まで同様に弱いか軽度のgradationがあるのが通常である．肘屈曲回内回外中間位で尺骨の背内側面の肘頭から4横指のところから尺骨ぎりぎりを刺すと，浅いところからⅤ，Ⅳ指を支配する筋，その奥にⅡおよびⅢ指を支配する筋に電極が刺入できる．前腕筋は複数の薄い筋が重層化しているので，特に萎縮した筋がある場合，真に目的としている筋に電極が刺入されているかが確かでないことがあり，初心者が最も悩むところである．その場合は超音波のガイド下での電極刺入が安全である（図5．Column6参照p.58）．とりわけIBMでは深指屈筋が変性してエコー輝度が上昇することが報告されており，ガイドだけでなく診断にも有用である[10]．本症例ではあまり高度な変化がないようにみえるが，筋力は3に低下していることを考慮すると，動員パターンが早いといえるだろう．最後に外側広筋に刺入した．高度に萎縮した大腿四頭筋であれば容易に早期干渉傾向が確認できるはずだが，筋力が保たれている大腿四頭筋は強力なため検者の力に抵抗するのにわずかな収縮努力しか必要としないことから，なかなか運動単位電位の動員が得られず不十分な記録になってしまうことがしばしば経験される．そのことを念頭に力の入れ方も調整しなくてはならない．本症例の場合は，典型的なmyopathic MUP（fibrillation potentialと同様のsingle fiber potentialに近いMUP：MUPに属するviableなfiberの数が減少している）がみられ，中等度以上収

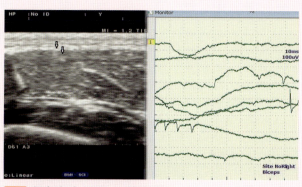

図5 超音波ガイド下での針筋電図
映像ミキサーを介して超音波装置と筋電計の画像を同時に表示できるようにしてある．エコープローブの側面より針筋電極（矢印）を刺入するとどこまで針が入っているかが確認でき，貫通していないことも確認できる．

縮でも高ピッチの音が多数確認されたので，筋原性変化と確定することができた．以上のように針筋電図の施行にあたり，ある程度検査前に診断が想定されている場合では，必要かつ十分な情報が得られる最小限の被検筋選択を行っていくべきである．

■ 文　献

1) Chou SM：Myxovirus-like structures in a case of human chronic polymyositis. *Science* 1967；**158**：1453-1455.
2) Needham M, *et al.*：Inclusion body myositis：current pathogenetic concepts and diagnostic and therapeutic approaches. *Lancet Neurology* 2007；**6**：620-631.
3) Greenberg SA：Inclusion body myositis. *Curr Opin Rheumatol* 2011；**23**：574-578.
4) Dalakas MC：Sporadic inclusion body myositis--diagnosis, pathogenesis and therapeutic strategies. *Nat Clin Pract Neurol* 2006；**2**：437-447.
5) Lotz BP, *et al.*：Inclusion body myositis. Observations in 40 patients. *Brain* 1989；**112**：727-747.
6) Dabby R, *et al.*：Inclusion body myositis mimicking motor neuron disease. *Arch Neurol* 2001；**58**：1253-1256.
7) Needham M, *et al.*：Sporadic inclusion body myositis：A review of recent clinical advances and current approaches to diagnosis and treatment. *Clin Neurophysiol* 2016；**127**：1764-1773.
8) Barkhaus PE, *et al.*：Quantitative electrophysiologic studies in sporadic inclusion body myositis. *Muscle Nerve* 1999；**22**：480-487.
9) Hokkoku K, *et al.*：Electromyographs of the flexor digitorum profundus muscle are useful for the diagnosis of inclusion body myositis. *Muscle & Nerve* 2012；**46**：181-186.
10) Noto Y, *et al.*：Contrasting echogenicity in flexor digitorum profundus-flexor carpi ulnaris：a diagnostic ultrasound pattern in sporadic inclusion body myositis. *Muscle Nerve* 2014；**49**：745-748.

Column 12

針の直径と MUP の大きさ

　同心針電極の太さは"～ゲージ"で表されることが多く，数値が大きいと直径が小さくなる．臨床的によく用いられるのは 26G，28G，30G（直径はそれぞれ 0.45mm，0.36mm，0.3mm）などであり，当然のことながら細い針では痛みが小さい．細い針を使用した場合は，検出できる情報は減少してしまうのであろうか．針先をよく見ると約 15 度の角度で斜めにカットされており，その中にコアと呼ばれる電極面が楕円形に露出している．この部分が陰極で針の外套部分全体が陽極となっている（モノポーラー針の場合は陽極は別に必要．Column 18 参照 p.172）．この楕円形の陰極部分の面積は 26G 針で 0.07mm^2 あるのに対して 30G 針では 0.03mm^2 と半分以下になっている．しかしながら表のように MUP の各パラメーターは概ね違いがなく，むしろ振幅は 30G 針でやや大きい[1]．電極面はその面のすべての領域で得られた電位を平均したものを検出する．電位の発生源に十分近いところに電極があった場合，面積の小さい電極ではそのすべての領域で大きな電位を得ることができるが，面積の大きな電極では，発生源に近い部位では大きな電位が得られるものの，少し離れた部位では低い電位しか得られず，平均すると小さな電位になってしまう（図）．電位の大きさは発生源からの距離に最も影響を受けるため，遠くで記録した場合はどちらの電極でも大きな変わりがないが，大きな電極の場合は注目している MUP とは異なる近傍の電位も低振幅であるが検出できることがある（つまり MUP が豊富に見えやすい）．また，ALS など再支配された MUP の場合は 30G 針の方が小さくみえることがあると報告されている（26G 針の電極面の楕円の長径が 580μm であり筋線維の直径よりはるかに大きいため，再支配された筋線維が電極面に近接し，群集していれば大きい電極の方が高電位にみえてもよい）[2]．

以上のことから一般に，MUP波形評価においては，30G針ではよく運動単位に近接した場合26G針より大きな電位が得られることが多いが比較的離れている部分ではほぼ変わりないということ，動員の評価においては，やや遠くにある低振幅の電位は捉えにくいことを知っておくべきである（この極端な例がsingle fiber針［面積0.001mm²］である）．臨床的にあまり有意な問題とならないため，顔面筋だけでなく手内筋など比較的浅い部位の検査では細い電極を用いても診断において支障はないと思われる．

表 健常者のMUPの解析

上腕二頭筋のMUP	30G針（断面積0.03mm²）	26G針（断面積0.07mm²）
振幅（μV）	475	343
持続時間（ms）	9.4	9.2

（文献1より一部改変）

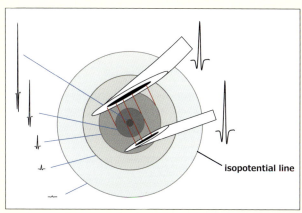

図 単一筋線維から得られる電位を面積の大きな電極（上段）と小さな電極（下段）で等距離で検出した場合のシェーマ

電位は発生源から遠ざかるほど小さくなる．電極はそれぞれの部位で得られた電圧の平均になるため，面積が大きいほど低振幅電位も拾いやすく平均したら小さくなってしまう．

■ 文 献

1) Tan FC：EMG Secrets. 2004：Hanley & Belfus.
2) Brownell AA, et al.：Comparison of standard and pediatric size concentric needle EMG electrodes. *Clin Neurophysiol*, 2007；**118**：1162-1165.

症例 9 Endplate spike
微熱，皮疹，口内炎，関節痛をきたした症例

患者：61歳女性

主訴 全身倦怠感．

病歴 3か月前から手指，手，肩関節痛が出現．同時期より指に皮疹が出てきた．1か月前から口内炎と微熱が出現．医療機関を転々としたが，抗核抗体40倍以外の異常は指摘されなかった．体がだるくベッドから起き上がるのが辛くなった．近医皮膚科より紹介され入院した．

既往歴 特記すべきことなし．

所見 BP 120/83 mmHg, HR 122/分, SpO_2 98%, BT 37.1℃．
全身倦怠感はあるが筋力低下の自覚はない．昔から腹筋ができず，いったん横を向いて起き上がるとのこと．筋萎縮なし．しゃがみ立ちは手を使わず可能．万歳は肩が痛くてできない．
neck flx. 5−, pectoralis 5−/5−, rhomboid 4/4(painful), latissimus 5/5, del. 5/5, bic. 5/5, tri. 5/5, w.ext. 5/5, f.ext. 5/5, f.abd. 5/5, ilio. 4/4, quad. 5/5, ham. 5/5, TA 5/5, GC 5/5.
腱反射正常，感覚障害なし．

検査値 CK 124 U/L, KL-6 1,160U/mL, ANA 120倍．

Keywords
皮疹，関節痛，筋力低下なし？，CK正常

●症例写真

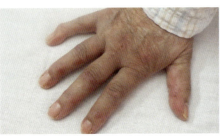
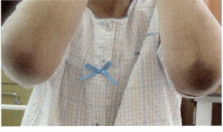

図1 指関節および肘関節
肘関節，中手指節間関節および指節間関節の伸側には斑状の紅紫色の湿疹(Gottron)があり，腫脹している．

> ### 電気診断のストラテジー
>
> 「ベッドから起き上がるのが辛くなった」理由が神経筋疾患によるものか否か．CK の上昇はないが皮膚筋炎を疑う典型的皮疹あり．筋原性変化が関節痛を伴わない筋で確認できるかどうか．四肢筋と体幹筋の針筋電図を行う．

● 胸部 CT

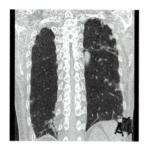

図2 胸部単純 CT 前額断再構成図
末梢優位にすりガラス陰影，線状影を認める cellular NSIP（non-specific interstitial pneumonia）が疑われる．

● Needle EMG

9-1 上腕二頭筋（Biceps brachii）　MMT 4　随意収縮：500μV/div，10ms/div

比較的安定して2種類の MUP が発火している．上腕二頭筋の動員パターンとしてはやや動員不良の可能性があるが，安静時では fibrillation potential/PSW は認めず，ただちに異常筋電図であるとは断言できない．

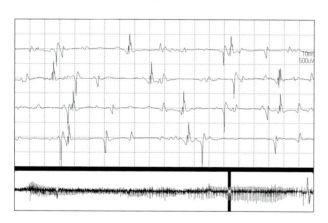

9-2 僧帽筋（Trapezius）　MMT 5　針刺入時：100μV/div，10ms/div

安静時の記録．針の刺入に引き続いて極めて低振幅の陽性棘波様の電位がみられるが，不規則な出現パターンであり，endplate spike と考えられる．さらに刺入時に短時間持続する規則的な陽性波は遠くの MUP を拾っている可能性もあるが断定できない．この部位での持続的な安静維持が困難なため長時間記録は難しかった．

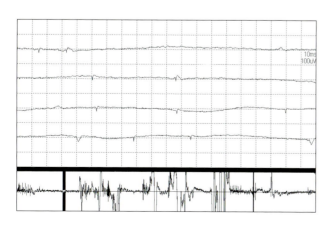

症例9：Endplate spike

9-3 僧帽筋（Trapezius）　MMT 5　随意収縮：500μV/div，10ms/div

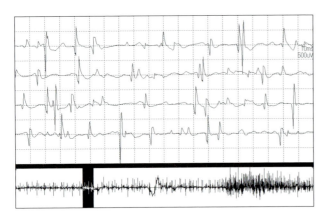

動員されている MUP は特に異常なく，力の増強で新たに動員される MUP にも異常はみられなかった．干渉は完全ではないがほとんど正常の記録．

筋電図所見のまとめ
- 安静時活動
  僧帽筋で endplate spike を認める．
- 随意収縮
  上腕二頭筋，僧帽筋で正常．

電気診断 明らかな筋原性変化があるとはいえない．非特異的．

● Muscle biopsy（上腕二頭筋）

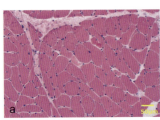
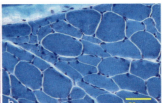
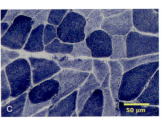

図3 左上腕二頭筋生検
a：HE．筋線維の大小不同が散見されるが壊死再生線維は認めない．中心核を有する線維の増生もない．わずかに筋束周辺の線維の小径化が疑われる．
b：mGT．RRF，rimmed vacuole を有する線維は認めない．
c：NADH-TR．筋線維タイプ群化はない．筋線維間は開大しており筋細線維間網の乱れをわずかに認める．

筋生検所見のまとめ
- 壊死再生・炎症細胞浸潤を認めず，非特異的な筋原性変化のみ．

● 筋炎特異的自己抗体

抗 MDA-5 抗体：陽性

診断　Hypomyopathic dermatomyositis（clinically amyopathic DM：CADM）
臨床的無症候性皮膚筋炎

> **疾患解説**
>
> **amyopathic DM に類似した呼称の整理**
>
> 6 か月以上臨床的に筋力低下を伴わない amyopathic dermatomyositis（ADM）と，精査にて筋の障害が証明される hypomyopathic dermatomyositis（HDM）が本質的に異なる疾患単位とは考えにくい．抗 MDA-5 抗体が発見されてからは疾患分類の切り口が自己抗体ベースになってきている．

表1 amyopathic DM に類似した呼称の整理

1. classical DM	皮膚筋炎の典型的皮疹に近位筋の筋力低下，CK 上昇などの筋炎を示唆する検査異常を伴うもの．
2. amyopathic DM（ADM）	病理学的に証明された典型的皮疹があるものの，6 か月間にわたり臨床的筋力低下や CK 上昇などの筋炎を示唆する検査異常がみられないもの．
3. hypomyopathic DM	病理学的に証明された典型的皮疹があり，6 か月以上臨床的筋力低下を認めないものの，CK 上昇や筋電図，筋生検，MRI などで subclinical な筋炎を示唆する所見を認めるもの．
4. premyopathic DM（PRMDM）	発症後 6 か月以内で皮膚筋炎の典型的皮疹があるが，近位筋の筋力低下など筋炎を示唆する所見を認めないもの．
5. adermatopathic DM	近位筋の筋力低下と皮膚筋炎に特徴的な筋病理所見があるものの皮膚筋炎の典型的皮疹を伴わないもの．

※ 2 および 3 を clinically amyopathic DM（CADM）と呼ぶことがある．
（文献 4 より一部改変）

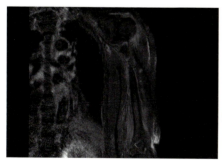

図4 左上腕の MRI STIR 画像冠状断
部分的にわずかな筋の高信号化があり浮腫の存在が疑われる．筋電図でとらえられない変化はあった．

> **Lesson from the case**
>
> - 安静時電位がみられない場合は筋炎の診断が難しい．わずかな運動単位の形態変化は筋の病理学的変化を反映しており，筋の障害の有無が重要な場合は注目すべき．
> - 針刺入に引き続くごくわずかな安静時電位は慎重に解釈する．
> - 炎症性疾患では体幹筋でのみ所見がある場合がある．

Clinically amyopathic dermatomyositis（CADM）の筋電図所見

❶ Clinically amyopathic dermatomyositis（CADM）とは

　皮膚筋炎の約6割は筋症状と皮膚症状が同時に発症するが，約3割は筋症状が遅れて出現する．一方，6か月以上筋症状を認めない一群があり，筋炎を伴わない皮膚筋炎（dermatomyositis siné myositis）と呼ばれ，比較的予後がよいと考えられていた[1]．しかしこの一群（clinically amyopathic dermatomyositis：CADM）の中に重篤な間質性肺炎を合併する症例が多いことが報告され，Satoらがこれらの患者に特異的な自己抗体（CADM-140）を見出したことから注目されることとなった[2]．現在ではこの抗体は抗MDA-5抗体として保険収載されており，抗体陽性患者は重篤な間質性肺炎をきたす可能性を考慮して強力な治療を行う疾患群として認識されている[3]．当初，この筋炎症状に乏しいが典型的皮膚所見を有する皮膚筋炎をどのように位置づけるか混乱がみられた．明らかな筋力低下およびCKの上昇がない場合はADM，さらに精査を行い筋電図，筋生検，MRIでわずかな筋障害の所見がみられた場合はhypomyopathic DMと呼ぶ方法が提唱された（つまりADMと記載されていた報告でも筋電図まで行っていた報告は2割前後，筋生検やMRIまで行っていたものは1割程度であった）[4]．抗MDA-5抗体の発見以後は自己抗体の有無によって分類・治療方針決定をするトレンドに応じて，"CADM：MDA-5抗体陽性"などと表現されることが多くなってきている．

❷ CADMの筋電図所見

　これまでの報告ではADMの筋電図所見についての記載はない．なぜなら臨床的に筋力低下もCK上昇もない例に，精査目的で筋電図を施行して異常所見がみつかると定義上Hypomyopathic DMとなるからである．本症例においてもCKの上昇はなく，顕性の筋力低下は確認できなかったためADMが疑われた．しかし"全身倦怠感"があり，筋電図でも活動性の炎症を示唆する安静時電位はないもののわずかな変化を，筋生検でも非特異的ではある所見が認められ，Hypomyopathic DMと分類した．本症例と同様のCK正常で筋電図変化が軽微の症例に筋生検を行うとMHC class-Ⅰの発現亢進を伴う筋線維が確認される．このことはCADMであっても通常の皮膚筋炎と同様のtype1 IFN関連の筋障害プロセスが関与していることを示唆している[5]．本症例は発症後3か月時点で診断されたため，Geramiらの分類ではpremyopathic DM（PRMDM）にあたる．プレドニゾロン導入後間質性肺炎の増悪なくいったん緩解状態となったが，減量に伴い嚥下障害と四肢筋肉痛が出現した．CKは基準範囲内であったがMRIでも筋の炎症が確認でき，シクロスポリンと免疫グロブリンの投与にて再緩解した経過からはclassical DMと診断しても矛盾しなかった（図4）．最近の報告ではむしろclassical DMであってもCADMであってもMDA-5抗体の陽性率に差はなく，陽性者は難治性皮膚潰瘍や間質性肺炎の合併が多く予後不良であるとされている[6]．従来は皮膚科領域では典型的皮疹のみで

筋障害を伴わなければ強力な免疫治療を行わない症例もあったが，抗体発見以後はむしろ筋症状の如何によらず治療方針決定がなされるようになったため，筋電図は必ずしも必須ではないといえる．

❸ Endplate spike について

本例の検査で重要なことは，活動性があるかどうか，すなわち安静時自発電位（fibrillation potential/PSW）の有無を確認することであった．そのため僧帽筋の安静時の所見の解釈はきわめて重要である．記録開始直後にみられた規則性のやや乏しい自発電位と，記録中間で針刺入に伴ってみられた規則的な陽性波の2種類があると思われ，前者はいわゆる PSW ではなく endplate spike であると考えられた．典型的な endplate spike は振幅 100〜200μV、持続 1〜4ms のシャープな陰性棘波で 5〜50Hz の範囲できわめて不規則に放電する（典型的な波形を図5に示す．総論**波形 W2 W3 W4 参照 p.10・11**）．針電極が神経終板の近くにあり，機械的な刺激によって誘発される single fiber potential であると考えられている．**すなわち endplate spike は病的所見ではない．**同じ single fiber potential であり，病的所見である fibrillation potential/PSW との区別は，①endplate spike は不規則な発火パターンであること，②通常は陰性-陽性の二相性であること（三相の場合もある），③背景に終板雑音（endplate noise：背景のサーという雑音が際立って聞こえる．sea-shell noise や roar とも呼ばれる）を伴っていることなどであるが，多くは発火パターンから鑑別できる[7]．また endplate 周囲に電極が存在すると，被検者は鈍痛を訴えることが多いので，わずかに引き抜くなどして針先の位置をずらしたほうがよい．本例でみられた小さな波形は典型的な形状でなく，さらに規則的な PSW を疑う波形も伴っていたため判断が困難であった．しかし，針先の位置を変えると即座に消失し，いくつかの部位を survey しても再現性が得られなかったため endplate spike が主体と判断した[8]．Endplate spike を fibrillation potential/PSW と誤認すると，電気診断が大きく変わるため注意すべきである．

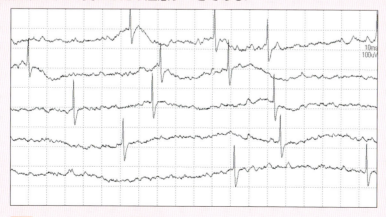

図5 endplate spike（典型例）
陰性-陽性の二相性で持続時間の短い波形が不規則な周期で放電している．50〜100Hz でバースト状に放電することもある[7]．

❹ 軽微な筋電図異常が示唆するものはなにか

　本症例では筋力低下が MMT で明らかでなく，動員パターンによる判断が難しい．動員で評価が難しい場合，波形変化に注目することになるが，波形の変化もごく軽度にとどまる（すなわち基準範囲を大きく逸脱した振幅や持続時間の変化，あるいは不安定性などがない）．こういった場合「正常」と判断するか「軽微な異常あり」と報告書に記載するかは悩むところであり，また重要な判断である．臨床情報に引きずられ「軽度の筋原性変化が疑われる」と記載する傾向があるかもしれないが，over-diagnosis は転じて患者に過度に強力な治療を強いる結果になる恐れもあり厳に慎まなくてはならない．**原則として判断に迷う場合は検査から間違いなくいえることのみを記載する**．本症例では，安静時電位は典型的なものはないが疑いはあること，運動単位の減少，再生電位の増加などといった慢性神経原性変化はないこと，わずかな運動単位波形の変化があること，動員はほぼ正常であることなどを所見に記載し，診断欄には「明らかな筋原性変化があるとはいえないが非特異的な所見あり」と正直に記載する．すべての検査モダリティには得手不得手があり，筋電図や筋生検といった局在情報にたけた補助診断では患者の全体像を把握できないこともあることに留意すべきであり，MRI や抗体検査などと合わせて評価することが重要である．

■ 文　献

1) Caproni M, *et al.* : Amyopathic dermatomyositis : a review by the Italian Group of Immunodermatology. *Arch Dermatol* 2002 ; **138** : 23-27.
2) Sato S, *et al.* : Autoantibodies to a 140-kd polypeptide, CADM-140, in Japanese patients with clinically amyopathic dermatomyositis. *Arthritis Rheum* 2005 ; **52** : 1571-1576.
3) Gil B, *et al.* : Diagnosis and treatment of clinically amyopathic dermatomyositis (CADM) : a case series and literature review. *Clin Rheumatol* 2016 ; **35** : 2125-2130.
4) Gerami P, *et al.* : A systematic review of adult-onset clinically amyopathic dermatomyositis (dermatomyositis sine myositis) : a missing link within the spectrum of the idiopathic inflammatory myopathies. *J Am Acad Dermatol* 2006 ; **54** : 597-613.
5) Greenberg SA. : Inflammatory myopathies : disease mechanisms. *Curr Opin Neurol* 2009 ; **22** : 516-523.
6) Moghadam-Kia S, *et al.* : Antimelanoma Differentiation-associated Gene 5 Antibody : Expanding the Clinical Spectrum in North American Patients with Dermatomyositis. *J Rheumatol* 2017 ; **44** : 319-325.
7) AAEE glossary of terms in clinical electromyography, Section Ⅱ : Illustrations of selected waveforms. *Muscle Nerve*. 1987 ; **10** : G24-G52.
8) Dumitru D : Physiologic basis of potentials recorded in electromyography. *Muscle Nerve* 2000 ; **23** : 1167-1685.

Column 13

定量的評価と定性的評価

多くの人は随意収縮活動におけるMUPの形態評価を「半定量的に」行っている．つまりMUPのパラメータ（振幅，持続時間など）を評価し（高振幅である，など），グレードをつけている．さらにMUPの動員評価についても「半定量的あるいは定性的」に行っている．この程度の力であればこれぐらいのMUPの動員が得られるはずだ，それに比べて動員が悪い，などである．そして電気診断すなわち筋原性か，神経原性か，などを「定性的に」行っている．小さな領域から得られた少しのMUPの印象から，被検筋全体，ひいては患者の病態自体を推定し神経原性変化あり，などと記載している．こう書くと，針筋電図とはなんともいい加減な検査に思えるかもしれない．それでは定量的な評価のほうが優れているのであろうか．古典的には1筋あたり最低でも20個の独立したMUPを記録し，その計測値を評価することで，当該筋に起こっている変化を記載するべきとされ，これを半自動で行うのが筋電図の定量的評価である[1]．いくつかの筋電計にはテンプレートに合うMUPを集めて，パラメータを自動分析し，測定値を表示するプログラムが備わっている．また干渉波形を振幅とその反転の程度から分析する方法（interference pattern analysis）も標準装備されている．これら方法を筋内の数多くの領域から適切に得られた波形に適応すれば，それは実際の筋病理を反映する最も信頼のおけるデータとなり得る[2]．しかしMUPの定量評価は，多くのサンプルを必要とし時間がかかりすぎること意外にも技術的に多くの問題が残っており，診断に有用ともいいがたい．しかももっと単純な問題（筋力低下を来している筋を評価できていない，適切な部位に針電極を刺入できていない，など）のために測定値の変動が大きすぎて，初心者はかえって判断を誤りかねない．さらに振幅が大きければ神経原性変化ありとの紋切り型の評価が困難であることが本書を通読してもらえれば理解いただけると思う．針先と運動単位との位置関係によるところが大きいが，波形の拡大率，フィルター設定なども波形の計測値に影響を与える（例：低周波遮断フィルターが低く設定された波形を拡大して表示すれば持続時間は延長する，など）．被検筋全体に均等な変化が起こっていると仮定すれば，少数の「適切」な位置から捕捉できたMUPの評価で，他の臨床情報も踏まえたうえで被検筋全体に起こっている変化を類推可能なはずであり，現場ではそのように定性的（半定量的）評価が行われている．技術的な安定性に加え，類推の信頼性を高めるためには検査に習熟していくしかない．

■ 文　献

1) Daube JR, *et al.* : Needle electromyography. *Muscle Nerve*, 2009；**39**：244-270.
2) Daube JR, *et al.* : *Clinical Neurophysiology*. 2009：Oxford University Press.

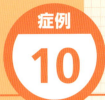

Low amplitude MUP
症例 10 歩行障害をきたした強皮症の高齢女性

患者：76歳女性

主訴 トイレまで歩けなくなった．

病歴 1年前からレイノー症状があり，手指硬化などから強皮症と診断．経過観察されていたが徐々に皮膚硬化が進行，下腿浮腫が出現し増悪した．この数か月で徐々に起き上がりにくくなり歩きにくくなったため入院．

所見 全身皮膚硬化，顔面・四肢浮腫．
neck flx. 2, del. 5/4, bic. 5/4, tri. 5/5, w. ext. 5/4, ilio. 4/4, quad. 4/5, ham. 5/5, TA 5/5.
椅子から立ち上がるのに介助を要する．
四肢腱反射消失，内果振動覚低下．

検査値 CK 355 U/L.

Keywords

強皮症，高CK血症（300 U/L台）．
徒手筋力テストでの筋力低下が軽度であるのに立ち上がれない（徒手筋力テストとADLの乖離）

電気診断のストラテジー

筋力低下は軽度であるがCKの上昇があり，強皮症にミオパチーの合併があるかどうかの判断が必要（あったとしても，筋力低下の程度とADLの低さが釣り合わないことに留意）．
腱反射消失があり，神経伝導検査で末梢神経障害があるかどうかを確認する．
易疲労性をきたす神経筋接合部疾患の有無を反復刺激検査で除外する．
針筋電図で神経原性，筋原性いずれかの異常があるかどうか検索する．

● Nerve conduction study

表1 神経伝導検査結果

	Lat.(ms)	CMAP(mV)	MCV(m/s)	SNAP(μV)	SCV(m/s)
Lt. Median	5.0	1.0	–	13	38
Rt. Median	4.4	7.2	52	19	43
Lt. Ulnar	3.4	4.0	51	1.9	34
Rt. Ulnar	3.2	5.4	52	4.6	40
Lt. Tibial	4.6	6.0	48	–	–
Rt. Tibial	3.0	7.5	42	–	–
Rt. Sural	–	–	–	2.7	55
Rt. Sural	–	–	–	3.5	55

● 所見

左正中CMAP低振幅，伝導遅延あり．両尺骨神経第5指導出SNAP低振幅．手根管症候群の疑い．
腓腹神経SNAPは対称性に低下している ➡ polyneuropathyの疑い．

● Muscle MRI

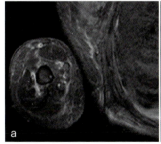 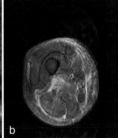 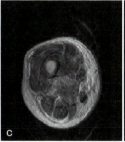 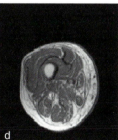

図1 筋肉MRI（単純）
　a：右上腕STIR法，b：大腿STIR法，c：T2強調画像，d：T1強調画像

● 所見

下肢では筋線維以外の皮下および間質がSTIR法で高信号化している．筋膜に一致して高信号がみられる．T2強調画像での高信号域は，T1強調画像で低信号である．➡筋周囲の間質および一部の筋の浮腫が疑われる所見．

● Needle EMG

10-1　上腕二頭筋（Biceps brachii）　MMT 5　安静時：100μV/div

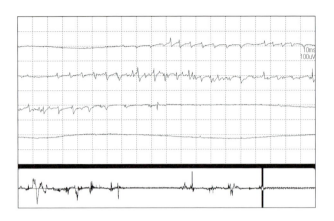

刺入時電位（insertional potential）の亢進とそれに引き続き出現する線維性収縮（fibrillation potential）．筋膜の被刺激性の亢進が示唆される．

10-2　上腕二頭筋（Biceps brachii）　MMT 5　随意収縮：500μV/div

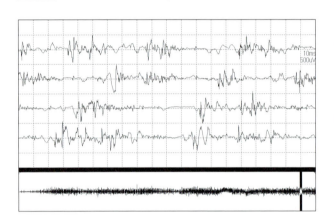

極めて多相性のMUPが認められる．単一のMUPの評価が困難で，動員が進むと干渉波を形成するため，早期干渉波形ともとらえられるが，群化したspikeがリズミカルに繰り返しているようにも聞こえ，持続時間の長い多相性電位との区別はできない．神経原性か筋原性か鑑別不能．

10-3　上腕二頭筋（Biceps brachii）　MMT 5　随意収縮：500μV/div

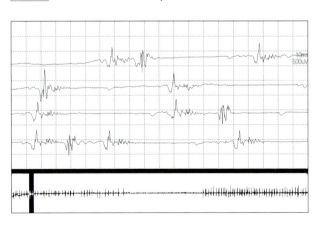

上記鑑別のために少し場所を変えて，できるだけ弱い力で記録．10Hz前後で極めて多相性で不安定なMUPがみられる．主要なspikeに続き，desynchronization（脱同期化）による低振幅多相性の波形がみられる．sproutingが成熟していない．活動性の神経原性変化が疑われる．

●その他の所見

大腿直筋では安静時電位もなく目立った異常を指摘できなかった.

> **筋電図所見のまとめ**
> ● 安静時活動
>   fibrillation potential/positive sharp wave(PSW)はあるが軽度で,刺入時電位の亢進が目立つ. fasciculation potential なし.
> ● 随意収縮
>   運動単位は軽度減少しており,初発動員 MUP の発火頻度は上昇傾向. MUP の波形は極めて多相性で不安定. 運動単位内での脱同期が疑われ,未熟な神経再支配が疑われる. 単なる神経原性変化としては同期性の異常や筋膜の被刺激性の亢進などが著しくバランスを欠いており,筋線維自体の障害が混在していることが疑われる.
>   主訴に影響する下肢筋での異常は認めない.
>   **電気診断** 上肢では活動性神経原性変化+αを認める. 下肢筋では異常なし.

Column 14

量子化

現在の筋電計はすべてコンピューターになっている. コンピューターは 0 と 1 から構成される 2 進数で動いているためすべての数値は内部では 2 進数で処理されている (9 は 1001, 130 は 10000010 など). 一桁を 1 ビットとよび 8 ビット(8桁)では 00000000 から 11111111 まで(10 進数では 0 から 255)と 2 の 8 乗で 256 段階が表せる. アナログの筋電図信号をデジタル変換する際に経時的に変化する振幅を 2 進数で表す場合, 単位時間あたりを 8 ビットで処理すると 256 段階になり, なめらかな変化は再現できない. もし 16 ビットで処理すると 2 の 16 乗で 65,536 段階となり飛躍的に細かな差が表現できるようになる. 時間方向のデジタル化を標本化と呼ぶのに対して, この振幅のデジタル化を量子化と呼ぶ. どの程度細かくするかは波形の再現性とデータ量の兼ね合いで決められている. 現在の筋電計では 16〜18 ビット(65,536〜262,144 段階)になっており十分すぎる細かさとなっている(新しい Viking は 24 ビットである!). むしろ波形の平滑さは画面の解像度に依存しており, 例えば peak-to-peak で 1mV の振幅の電位を 500μV/div 感度の設定で, 1cm/1div の大きさで画面表示されるようにすると, 解像度が full HD(1,920×1,080)の 24 インチのモニターでは波形の振幅全体が約 72pixel で表されることになる. これは 7 ビット以下の量子化レベルでなければ拡大しない限り同じ見え方になるということである. 画面描画機能次第ではあるが, 高解像度のモニターを使ったほうがよりなめらかな波形を視認できる.

症例 10:Low amplitude MUP

● Muscle biopsy(上腕二頭筋)

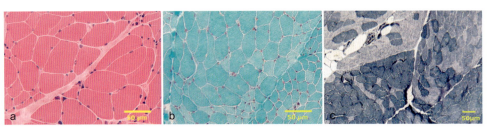

図2 左上腕二頭筋生検
a：HE．大小不同著明．small angulated fiber, grouped atrophy を散見．細胞浸潤なし．壊死なし．
b：mGT．Ragged red fibers, rimmed vacuoles（−）軽度の perifascicular atrophy が疑われる
c：NADH-TR．fiber type grouping が明瞭．

筋生検所見のまとめ
- 慢性神経原性変化（＋ perifascicular atrophy）

● 水溶性ビタミン血中濃度

表2 血液検査結果

ビタミン B1	15 ng/mL （正常範囲 24〜66 ng/mL）
ビタミン B12	258 pg/mL （正常範囲 180〜914 ng/mL）
ビタミン B6(PAL)	測定感度以下 （正常範囲 4.0〜19.0 ng/mL）
抗核抗体(IF)	2,560 倍 (nucleolar type)
抗 nRNP 抗体	陰性
抗 Scl70 抗体	陰性
抗セントロメア抗体	陰性
抗 ARS 抗体	陰性
抗 SS-A 抗体	85.4 陽性
抗 SS-B 抗体	6.0 陰性

Systemic sclerosis associated myopathy
強皮症関連ミオパチー＋栄養障害性ポリニューロパチー

📖 疾患解説

全身性硬化症（強皮症）に関連した筋障害

通常の多発筋炎/皮膚筋炎と異なり，CKの上昇も少なく軽症で経過する例が多いとされている．強皮症患者の9割が筋力低下を訴えるが，皮膚硬化や関節硬化に伴うもの，非特異的な倦怠感も多く，筋に関連するものは2割程度と考えられる[1]．筋病理にて多発筋炎/皮膚筋炎に一致するものはごくわずかで（この群はoverlap症候群と診断される），実際には神経原性変化も含め様々な病理を示すため症例を位置づけることが難しい面がある[2]．

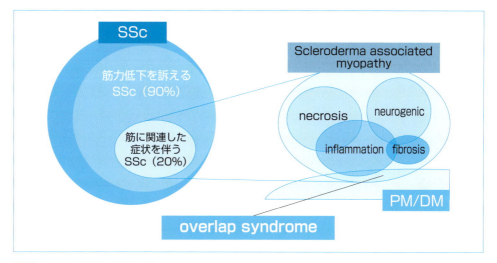

図3 SScに関連した筋力低下　　　　　　　　　　　　　　　　　　　　（文献2を参考に作成）

⚡ Lesson from the case

- 膠原病に関連した筋力低下は骨格筋のinvolvementがあるかどうかに加えて，全体像における筋障害の貢献度を考える必要がある（これは筋電図や筋生検をみている医師しかできない）
- 高齢者や複数の合併疾患がある場合はsubclinicalな神経原性変化（distal neuropathyが多い）が内在している場合があるため，筋原性変化が起こると複雑な所見になることがある．
- 持続時間の長い多相性電位はすぐに干渉して基線が見えなくなるため，低振幅短持続電位の早期干渉と見誤ることがある．弱収縮で発火頻度の同定を心掛けること．

SSc（全身性強皮症）の筋電図所見

❶ SSc（全身性強皮症）とは

　Systemic sclerosis（SSc：全身性硬化症）はわが国では強皮症として知られており，皮膚と内臓の線維化が起こる免疫性疾患である．かつて PSS（進行性全身性硬化症）と呼ばれていたが，必ずしも進行性でない症例もあることから近年は強皮症あるいは SSc と称されることが増えてきた．皮膚硬化が肘や膝より遠位にとどまる限局型（limited cutaneous SSc：lcSSc）と，体幹などの中枢側に皮膚硬化が及ぶびまん型）diffuse cutaneous SSc：dcSSc）に分けられるが，限局型が特に内臓罹患が少ないというわけでもない．レイノー現象と皮膚病変だけでなく，肺高血圧などの肺病変，腎クリーゼとして知られる腎病変，心病変，消化管病変などが起こりうるため，全身の評価と慎重な経過観察が必要な疾患である．抗核抗体はほぼすべての症例で検出されるが，抗 RNA ポリメラーゼⅢ抗体などの特異的自己抗体が近年測定可能となり，厳密な疾患分類が可能となった．他の免疫疾患のように副腎皮質ホルモンによる治療が疾患全体に有効とされていないため，各臓器の障害に応じた治療を行っていく必要がある疾患である[3]．

❷ SSc associated myopathy（強皮症関連ミオパチー）

　強皮症の全身臓器障害の一つとして筋障害はあげられていない．しかしながら臨床的には筋力低下を訴える強皮症患者は比較的多く，担当医は診断に苦慮する．文献によって「筋障害あり」とみなす基準が異なるため，その頻度は16〜81％とばらついている．疾患特異的な皮膚硬化・関節硬化に伴う体動困難や，非特異的な倦怠感の訴えを別にすると，実際に筋に関連する訴えがある強皮症患者は全体の2割程度と考えられている[1]．強皮症患者にみられる筋障害は，通常の多発筋炎/皮膚筋炎と異なり，CK の上昇がわずかで臨床的にも軽症で経過する例が多く，強皮症関連ミオパチー（SSc associated myopathy）として包括されることがある．筋病理では壊死が67％に，炎症細胞浸潤が48％に，線維化が33％にみられたものの，個々の症例として基準を満たす多発筋炎の像，皮膚筋炎の像を認めたのはそれぞれ5％，7％と極めて少ない．非特異的筋炎や壊死性ミオパチーに分類されるものが多いだけではなく，急性脱神経所見が48％にみられたとの報告もある[2]．病理学的に多発筋炎/皮膚筋炎に一致するものは overlap 症候群と診断され，疾患特異抗体（欧米では抗 PM/Scl 抗体，わが国では抗 Ku 抗体や U1-RNP 抗体）が陽性のことが多く，CK 値も 1,000 U/L 以上と高い[4]．以上のように強皮症に筋症状がみられたからといって，ただちに overlap 症候群を考えるのは早計で，経過観察でよい病態があることを知っておくことは重要である．

❸ 強皮症患者（リウマチ性疾患患者）の筋電図検査の難しさ

　針筋電図検査はいうまでもなく患者の協力を必要とする検査である．検者の意図

にしたがって筋収縮の維持や調整をしてもらう必要があるが，リウマチ性疾患の患者は関節痛があるため，無意識で痛みを伴う関節運動を抑制してしまう傾向がある．そのため干渉波形の評価時には注意しないと poor activation のままになる可能性がある．検査以外でも，同様の理由で運動抑制がはたらき，「力が入りにくい」「動きにくい」主訴につながっている場合がある．また，なかでも強皮症患者は皮膚・皮下組織が硬く，針が筋膜に到達するまでに強い抵抗があるため，筋肉内での針先の抵抗を頼りにして針を進めていくと意図した位置に針先が位置しないこともある．刺入点を皮下組織の厚くない部位にしたり，筋内でもあまり深いところを走査しないなどの工夫を行い，適切に検査を行うように留意する．

❹ 筋原性変化で低振幅電位が出現するのはなぜか

　筋原性変化で低振幅電位が出現するのはどのような理由によるのであろうか．運動単位電位は通常一つの前角細胞に起始した軸索が終末部で分岐して数百本の筋線維に接続し，各線維が同期して発火するために時間軸を横にとると比較的整った振幅の電位が記録できる．すなわち運動単位電位の振幅は（電圧で表されてはいるが），同期して発火する筋線維の数に依存することは容易に理解できる．一つの前角細胞に支配される筋線維の数が減れば，運動単位電位としての振幅は減少する（200本が20本になれば単純に振幅は 1/10 に近づく）．筋障害のため筋線維全体が壊死し線維数が減少するだけではなく，神経終板が存在する筋線維中央部付近と，針電極が存在する部分との間で，炎症などにより筋膜上での活動電位の伝導に障害が生じた場合でも，機能的に有効な筋線維の数としては減少するため，運動単位として振幅が減少することになる（図4）．また，運動単位電位の振幅は筋線維数×一本の筋線維の起電力と考えることもできる．一本の筋線維の起電力は筋線維の直径に比例するため，筋線維が小径化するミオパチーでは一般に低振幅電位がみられることになる．特に持続時間の短い低振幅電位（low-short MUP）は筋原性変化に特異性が高い所見であり，真の low-short MUP を複数確認できれば，診断の信頼性は向上する（持続時間については症例4参照）．

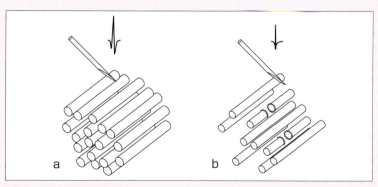

図4 運動単位電位のシェーマ
a：正常の運動単位電位．b：筋原性変化でみられる low-short MUP.
筋線維の途中で損傷があると神経終板のない側の線維は脱神経線維となる．

❺ Long duration polyphasic potential

　本症例では筋炎の合併の有無を調べることが検査の目的であり，安静時電位と刺入時電位の亢進を認めたことから，活動性の筋障害を認める可能性は，検査開始直後に極めて高まったといえる．そのうえで随意収縮をさせるとわずかな収縮力で10-2のごとく多数の低振幅の細かな電位で基線は埋め尽くされ，やはり筋原性変化が疑われた．しかしながら筋生検でみられた所見は，type grouping であり，明らかな壊死線維もなく典型的な活動性筋炎とは呼べないものであった．これは「多数の低振幅電位が早期干渉して基線を埋めている」と読むべきではなく，多数の低振幅電位と思われたものは long duration polyphasic potential であったことが10-3でよくわかる．Polyphasic potential は同じ運動単位に属する筋線維の「同期性」が失われ「脱同期化（desynchronization）」していることを示している．脱同期化とは複数の筋線維の筋膜伝導速度のばらつきが大きくなる場合に，針電極の部位で得られる活動電位が時間的にばらついて大きな振幅を形成せず，小さな電位の集積のようにみえる現象をいう．脱同期化のもっとも大きな原因は筋線維の大小不同（径の小さい筋線維は伝導速度が遅い）であると考えられているが，通常の多相性電位と比べて著しく持続時間が伸びるこの電位はそれだけでは説明つかない．脱神経を受けた筋線維は再支配されるが，まだ十分に髄鞘化していなかったり軸索径が細いために伝導に時間がかかるときなどに，主要な波形と遠く離れた位置に不安定で小さな電位がみられることがあり［衛星電位（satellite potential）と呼ぶ］（症例11参照），その要素が混入している可能性もある．また Uncini らの検討では，long duration polyphasic potential を呈する疾患は比較的長期に経過する筋炎やジストロフィーが多く，その病理では再生線維が豊富であったことから，極めて伝導が遅い再生線維が背景にあるのではないかと推察している[5]．正確な背景はわからないものの**筋疾患で long duration polyphasic potential が出現すること，特に慢性疾患で比較的多いことは知っておくべきである**．

❻ 慢性筋疾患では高振幅電位が出ることもありえる

　筋疾患の筋電図の典型的所見は「収縮力に比して運動単位の動員が悪くなく，むしろよいため干渉に至りやすい（早期干渉傾向）」であることはいうまでもない（早期干渉傾向については症例2参照）．しかしながら関節痛などの収縮努力の困難さを持つ患者の MMT4 レベルの筋で力と干渉の程度を評価するのは初心者には難しい．するとおのずから波形の評価に頼りがちになる．それでは波形の評価で筋原性変化があるとどこまでいえるのであろうか．筋疾患では筋線維は壊死に陥るが，再生すると近傍の運動単位から新たに側芽を受けて神経再支配される．筋線維タイプは支配する運動ニューロンに依存するため，もともとモザイク状に配置していた筋線維タイプは近隣の線維が同一のもので占められるようになり，長期間経過すると群化したようになり，神経原性変化と見分けがつかない．実際に前述の Uncini ら

の慢性ミオパチーの筋病理の検討でも多くのtype predominanceが確認されている．運動単位電位の振幅は針先が位置する半径0.5～0.8mm程度の空間における筋線維密度にもっとも影響を受けるため[6]，数十本が群化しているところに刺入されればたちまち高電位が得られてしまう．その運動単位の支配筋線維のいくつかが再生線維で遅い伝導速度をもっているとhigh amplitude polyphasic potentialが得られることもあり，特に慢性経過のミオパチーではまれではない．神経原性変化との鑑別はあくまでも運動単位の動員パターンを基本に行うものであり，ミオパチーではたとえ高振幅電位があっても運動単位の減少はないため，動員パターンは正常であることが多い．

❼ 本症例の筋電図をどう考えるか

本症例では安静時放電はわずかながら認め活動性の障害が示唆された．MMT5の筋で運動単位の動員パターンはほぼ正常かやや遅延しており，発火頻度の軽度上昇したlong duration polyphasic potentialを認め，総合的には神経原性変化が疑われる所見であった．一方で筋病理では，タイプ群化が目立ち，確認できる範囲内で壊死再生線維は見当たらなかったが，筋線維は円形化し，perifascicular atrophyも疑われ，何らかの筋原性変化も混入している可能性が残された．血液検査でビタミン欠乏性神経障害を起こしてもおかしくない栄養状態であったこと，疾患特異的抗体を認めなかったことも合わせて，筋炎を合併した強皮症（overlap症候群）ではなく，様々な病理を取りうるSSc associated myopathy＋栄養障害性ポリニューロパチーと診断した（おそらくdistal axonopathyを合併していたと推察される）．本症例では急速に進行する皮膚硬化に対して中等量のステロイド投与が試みられたが経過は芳しくなく，筋力低下の改善およびADLの改善は得られなかった．本症例の主訴である下肢筋においては明らかな筋電図異常を認めなかったことがoverlap症候群を疑わなかった主因である．強皮症患者の筋力低下の場合は，筋電図が針先の数mm³の情報しか見ていないことをよく考えて，全体像における筋障害の貢献度を考える必要があり，筋電図施行医はこの事実を正しく主治医に伝える必要がある．

■ 文　献

1) Ranque B, et al.：Systemic sclerosis-associated myopathy. *Ann N Y Acad Sci* 2007：**1108**：268-282.
2) Paik JJ, et al.：Spectrum of Muscle Histopathologic Findings in Forty-Two Scleroderma Patients With Weakness. *Arthritis Care Res* 2015：**67**：1416-1425.
3) 佐藤伸一：全身性強皮症診療ガイドライン．日本皮膚科学会雑誌 2012：122.
4) Hamaguchi Y.：Autoantibody profiles in systemic sclerosis：predictive value for clinical evaluation and prognosis. *J Dermatol* 2010：**37**：42-53.
5) Uncini A, et al.：Long-duration polyphasic motor unit potentials in myopathies：a quantitative study with pathological correlation. *Muscle Nerve* 1990：**13**：263-267.
6) Nandedkar SD, et al.：Simulation of concentric needle EMG motor unit action potentials. *Muscle Nerve* 1988：**11**：151-159.

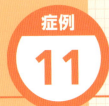

Myotonic discharge
大腿の張りを訴える大酒家例

患者：41歳女性

病　歴　2年ほど前，起床時に臥位から起き上がりにくくなり，次第に腕が上がらなくなった（洗顔や化粧の時は動かす手を他方の手で支えなければいけなくなった）．3か月後，大腿が突っ張って正座ができなくなり，下半身がだるくなったため前医受診．全身の筋力低下，アルコール多飲（連日ビール数リットル），CK高値（15,876 U/L）などより，禁酒をすすめられた．4か月程度の断酒でCK値も5,489 U/Lまで低下．症状も改善し生活にそれほど不自由しなくなった．しかし1年後になってもそれ以上の症状の改善がないため当院受診．

既往歴・家族歴　特記すべきことなし．

生活歴　1年間飲酒なし．身長160cm，体重41.7kg，BMI16.3．

所　見　neck flx. 3+, del. 3/3, bic. 4/4, tri. 4+/5, w. ext. 5/5, ilio. 4/3, quad. 4/4, ham. 5/5, TA 5/5, 握力25kg/20kg，Gowers徴候陽性
両大腿外側が硬い，腱反射正常．

検査値　CK 5,800 U/L, 抗核抗体40倍，抗ARS抗体陰性，抗M2抗体陰性，抗HMGCR抗体陰性

🔑 Keywords

大酒家，高CK血症，るいそう，下肢筋力低下・突っ張り，女性

電気診断のストラテジー

CKの値も腱反射も保たれておりニューロパチーの可能性は乏しい．
経過が2年と長く，筋力低下に比しCKが著しく高い．また断酒によりCKが1/3まで低下しており，飲酒などの代謝に関連したミオパチーが第一に考えられる．CKが高度に上昇するジスフェルリノパチーなどの筋ジストロフィー，糖原病や内分泌異常症なども鑑別にあがる．実際の病状経過も含めて，筋力低下の強い上肢近位筋と筋量の多い大腿筋の針筋電図で情報が得られるはずである．

● Muscle CT

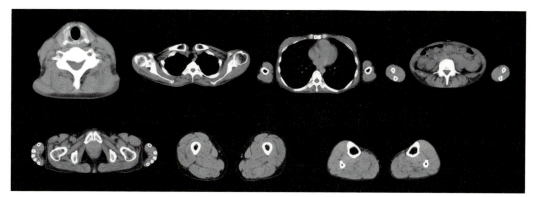

図1 全身筋肉CT
腰部傍脊柱筋の一部，下腿三頭筋の軽度の脂肪置換はあるものの，比較的変性が乏しい印象．大腿筋の容積減少は軽度認める．長期経過の筋ジストロフィーの典型像ではない．

● Muscle MRI

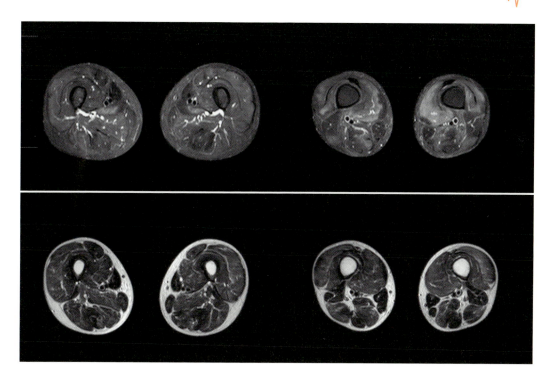

図2 下肢単純MRI
上段：STIR画像．下段：T2強調画像．
大腿および下腿のほぼすべての筋にび漫性の高信号域を認める．
び漫性の炎症に伴う浮腫が疑われる．

● Needle EMG

11-1 外側広筋(Vastus lateralis)　MMT 4　安静時：100μV/div

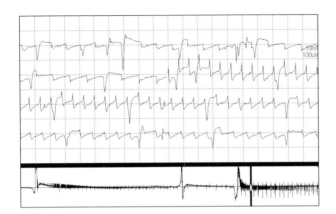

刺入時に高周波数のミオトニー放電が，fibrillation potential/positive sharp wave (PSW)と合わせてみられる．持続は長く針先の移動で高確率に放電する．筋強直性ジストロフィーでみられる電位との鑑別は難しい．

11-2 上腕二頭筋(Biceps brachii)　MMT 4　随意収縮：200μV/div

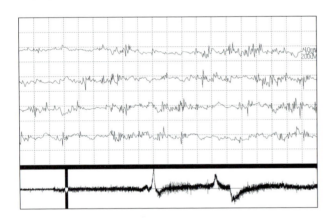

わずかな力しか入っていないにもかかわらず画面がMUPで埋め尽くされる典型的な早期動員傾向の所見．一つ一つのMUPは振幅が小さく(較正は200μV/div)，針を進めて(2回進めている)うまくfocusingできると波形の立ち上がりが急峻になるが振幅は増大せず，高度に多相性のMUPであることがわかる．

11-3 上腕二頭筋(Biceps brachii)　MMT 4　随意収縮：200μV/div

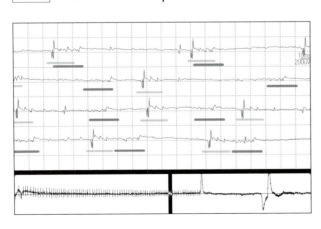

さらに軽い収縮を命じMUPの同定を試みると多相性の持続時間の長い電位が10Hz前後で放電していることがわかる．四相のやや大きめのspikeが先行するMUP(灰色のバー)と低振幅多相性のMUP(濃い横縞のバー)が重なって見えている．後半部では刺入に引き続いてミオトニー放電がみられる．安静時には低振幅のfibrillation potentialがみられた．

122　Ⅲ．発展症例編

筋電図所見のまとめ

- 安静時活動
  fibrillation potential/PSW に加え，豊富なミオトニー放電を下肢優位に認める．
- 随意収縮
  運動単位電位は低振幅多相性で，動員パターンは早期動員傾向が著明．完全干渉パターン．

電気診断 高度な活動性筋原性変化．膜興奮性の増大が疑われる．

● Muscle biopsy（上腕二頭筋）

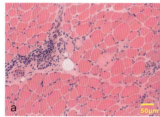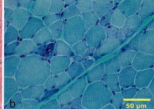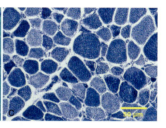

図3 左上腕二頭筋生検
a：HE．筋線維の大小不同があり（円形の小径線維が目立つ），内鞘内，周鞘内への間質の増生が目立つ．少数の壊死線維があるが中心核を有する線維や再生線維は乏しい．筋束間の間質の血管周囲には多数の炎症細胞浸潤を認め，周辺の筋内鞘内にも侵入している．
b：mGT．筋周鞘内間質は Gomori 液で濃染する．明らかな Ragged red fiber はないが一部の縁取り空胞（rimmed vacuole）を有する線維をごく少数認める．
c：NADH-TR．筋細線維間網の乱れを認める線維はわずかで，筋線維タイプ群化はない．

筋生検所見のまとめ

- 間質の増生を伴うミオパチーで壊死線維，血管周囲細胞浸潤を認め，慢性の炎症性筋疾患が示唆される．

Inflammatory myopathy/post acute alcoholic myopathy
慢性炎症性筋疾患（筋炎の疑い）

📖 疾患解説

アルコール関連神経筋障害の概念図

アルコール多飲者に起こる神経障害では筋障害も確かに存在する．アルコール関連筋症はアルコール多飲者の3割が罹患しているとされており，急性と慢性に分けられる．急性障害はミオグロビン尿症を伴う横紋筋融解症と同義であり，慢性障害は無症候性高CK血症から高度な筋萎縮を示す症例まで様々な程度がある．典型的にはType 2 fiber atrophyを認めるとされている[1]．本症例は炎症細胞浸潤があり，単なるアルコール性ミオパチーだけとはいいがたい．

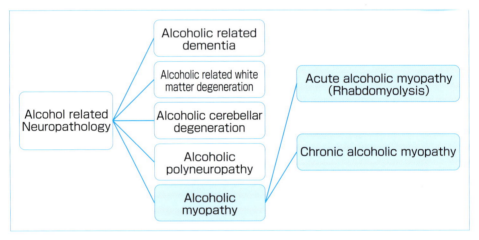

図4 アルコール関連神経障害の概念図
実際にはアルコールによる直接障害を証明することは難しい．

文献3を参考に作図．

⚠️ Lesson from the case

- 典型的な慢性筋障害では，多くのMUPが低振幅多相性になり，少数のMUPが動員された時点で基線は見えなくなり「早期干渉」に至る．
- 筋強直性ジストロフィーでなくても筋原性疾患であればmyotonic dischargeは出現しうる．
- アルコール多飲者においては，断酒後長期経過してもCKの正常化が得られない場合は他の病理の併存を考慮すべきである．

アルコール性ミオパチーの筋電図所見

❶ アルコール性ミオパチー（alcoholic myopathy）とは

　アルコール多飲に伴う神経筋障害は多岐にわたり，直接あるいは間接的に障害をきたすことはよく経験される．アルコール多飲に伴い，末梢神経障害と併存あるいは独立して筋障害をきたしている場合にアルコール性ミオパチーと呼ぶが，アルコール多飲者は当然のことながらビタミン欠乏をはじめとした低栄養，肝機能障害，電解質異常といった様々な代謝異常を合併していることが多く，純粋にアルコールによる筋障害がいかなる病態であるかを臨床例から抽出することは難しい．これまでの報告では急性障害は高度飲酒者に起こり，全身の筋力低下に加え近位筋の筋痛と浮腫，高CK血症とミオグロビン尿症を呈する横紋筋融解症とされており，予後決定因子は急性腎障害である．一方で慢性障害は筋原線維間網の乱れを伴うType 2線維萎縮が特徴的な病理像で，アルコールおよびその代謝物であるアセトアルデヒドによるタンパク合成阻害やRNase活性の亢進による筋RNA量の低下が関与しているとされている．断酒をしても筋病理の改善には6〜12か月を要することもあり，筋力も完全に回復しないことが多い[2,3]．筋電図では10〜50%に筋原性変化がみられるとされている[4]．治療は断酒のみであるため，重要なことはアルコールによる筋障害以外に，他の治療可能な原因による筋障害が存在しないかどうかを検証することである．

　本症例では，発症時に1万を超えたCK上昇があり，大腿の筋痛があったが断酒のみで数か月の経過で改善したことに関しては，アルコール性急性ミオパチーがあった可能性はある．しかしながらその後1年経過してもCK高値や臨床症状が改善しなかったことからは，何らかの別の病態の関与が考えられ，筋生検からは炎症性筋疾患の存在が疑われた．ステロイド治療が開始されてからCKは低下し，全身の筋力も緩徐に改善したが，障害の程度が最も顕著であった大腿筋力は正常に戻らなかった．以上のようにアルコール性ミオパチーと確定する前に様々な併存疾患の可能性を考慮すべきである．

❷ 慢性ミオパチーの筋電図所見

　本症例の上腕二頭筋の弱収縮筋電図（11-2）では，わずかな力しか入っていないにもかかわらず画面がMUPで埋め尽くされる典型的な早期動員傾向の所見を示した．このMUPを細かくみると高度に多相性のMUPであることがわかる（11-3）．さらに詳細に検討すると，一見，長持続多相性にみえるMUPは2種類のものが重なってみえているものもあり（図5），それぞれのMUPの発火頻度は10Hz前後であった（単一MUPに分離してみてもやはり低振幅短持続多相性電位であった）．すなわち真の意味でのearly recruitmentにはなっていないが，early interference patternを確認できるため，それぞれのMUPの出力（トルク）が小さくなっており，目的とする力を得るために発火頻度や運動単位の動員を進めていることが理解できる．均

等な筋線維径の縮小(廃用性筋萎縮など)では，やはり MUP あたりの出力が小さくなるため同様の動員傾向を示すことが考えられるが，大小不同や筋線維の脱落を反映する多相性は目立たず，両者の区別が可能となる．診断的意義を考慮すると，たとえ多相性電位が重なって早期動員に波形が見えるだけの「見せかけの早期動員傾向」であっても，干渉するのであれば十分に慢性筋原性変化の病理学的特徴を表しているため，特にこだわらずに印象を重要視してよいことになる．しかしながら，このような背景にある波形の成り立ちについての理解は持っておいたほうがよいと思われる．

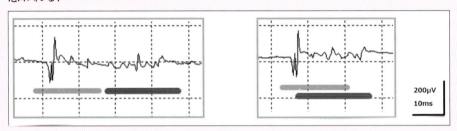

図5 上腕二頭筋でみられた MUP の拡大図
多相性電位が並んでいると，一見，低振幅単持続電位が多数動員されているようにみえるが(左)，重なって記録されている様からは多相性電位が重なってみせかけの早期動員になっていたことがわかる(右)．

❸ ミオトニー放電は筋強直性ジストロフィーでなくてもみられる

　ミオトニー放電は筋強直性ジストロフィーでよく観察され，遺伝子診断を抜きにすれば診断の hallmark といっても過言ではない．ミオトニー放電は随意収縮や針電極の刺入に伴って生じる，20〜80Hz で繰り返し出現する反復電位で，持続時間 5ms の fibrillation 型と持続時間 5〜20ms の PSW 型がある[5]．振幅および発火間隔が漸増，漸減する(waxing and waning)点が，単に刺入時電位(insertional potential)が延長して PSW が引き続いている所見(insertional myotnic potential：症例6参照)との違いとされる．急降下爆撃音(dive-bomber sound)と記載されるが，Kimura らによると実際の爆撃機の操縦者らは「あまり似ていない」と言っていることから motorcycle sound あるいは chainsaw sound と言ったほうが適切かもしれない[6]．本症例の外側広筋でみられた放電(11-1)も，針電極の動きが停止してもなお十秒以上持続し waxing and waning がみられたことから，ミオトニー放電の範疇に入ると考えられる．以前はこのような軽度のミオトニー放電を"pseudomyotonia"と呼ぶこともあったが，混乱をきたすため適切ではない．ミオトニー放電は筋強直性ジストロフィー以外にも種々の疾患で記録されることがある(表1)[7]．
　すべての疾患に共通する放電メカニズムは明らかになっていないが，ミオトニア症候群や動物モデルなどの病態生理からの類推で Cl チャネルや Na チャネルの異常が背景にあると考えられている．筋膜上の Cl チャネルは通常イオンを自由に膜内外に通過させて膜電位の安定化に寄与しているが，先天性ミオトニーのモデル動物などでは Cl チャネルの密度が低下して，筋膜上での反復発火が起こるとされて

いる[6]．チャネル異常を伴わない他疾患であっても，筋膜の興奮性が増大あるいは安定性が低下する病態ではミオトニー放電は理論的には起こりえるため，疾患特異的な所見とはいいがたい．近年，壊死性ミオパチーの一つである**抗HMGCR抗体陽性壊死性ミオパチーの約半数にミオトニー放電がみられる**という報告もあり，臨床的有用性について検討していく必要があると思われる[8]．

表1 ミオトニー放電がみられる疾患

臨床的にミオトニアがみられ，筋電図でもミオトニー放電がみられるもの
筋強直性ジストロフィー1型 筋強直性ジストロフィー2型 先天性ミオトニア(Becker & Thomsen) Schwartz-Jampel症候群
臨床的にパラミオトニアがみられ，筋電図でもミオトニー放電がみられるもの
高カリウム性周期性四肢麻痺 先天性パラミオトニア
臨床的にミオトニアはみられないが，筋電図でミオトニー放電がみられるもの
Pompe病
その他
ミオパチー一般 脱神経 甲状腺機能低下症 抗HMGCR抗体関連壊死性ミオパチー

（文献5から一部改変）

■ 文　献

1) Slavin G, et al.：Chronic alcohol excess is associated with selective but reversible injury to type 2B muscle fibres. *J Clin Pathol* 1983；**36**：772-777.
2) Preedy VR, et al.：Alcoholic skeletal muscle myopathy：definitions, features, contribution of neuropathy, impact and diagnosis. *Eur J Neurol* 2001；**8**：677-687.
3) de la Monte SM, et al.：Human alcohol-related neuropathology. *Acta Neuropathol* 2014；**127**：71-90.
4) Fernandez-Sola J, et al.：Alcoholic myopathies. *Curr Opin Neurol* 1996；**9**：400-405.
5) Miller TM：Differential diagnosis of myotonic disorders. *Muscle Nerve* 2008；**37**：293-299.
6) Kimura J：Electrodiagnosis in Diseases of Nerve and Muscle：Principles and Practice. 2013：OUP USA.
7) Paganoni S, et al.：Electrodiagnostic Evaluation of Myopathies. *Phys Med Rehabil Clin N Am* 2013；**24**：193-207.
8) Kassardjian CD, et al.：Clinical Features and Treatment Outcomes of Necrotizing Autoimmune Myopathy. *JAMA Neurol* 2015；**72**：996-1003.

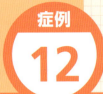

Distal myopathy
つま先立ち困難

患者：46歳女性

主　訴	つま先立ちがしにくい．
病　歴	幼少期からかけっこは苦手だったが 20 代まではテニスなど可能であった．X-7 年ごろよりつま先立ちがしにくく階段が上がりづらくなった．X-4 年ごろよりしゃがみ立ちがしにくくなった．
既往歴	特記すべきことなし．
家族歴	特記すべきことなし．両親，同胞，子供に類症なし．母方の親戚に足が不自由な人がいると聞いたことがあるが詳細は不明．
所　見	身長 143cm，体重 37kg．やや下顎が小さい，口蓋は深いが舌萎縮なし，上肢筋力低下なし，握力 21kg/21kg，ilio. 5/5, quad. 5/5, ham. 5/5, TA 5/5, GC 2/2. 上肢反射 N/N，PTR N/N，ATR(－，－)，感覚障害なし．
検査値	CK 69 U/L．

● 症例写真

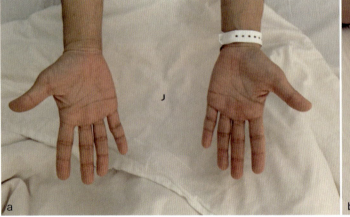
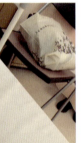

図1　四肢写真
a：上肢筋萎縮はあきらかでない．b：下腿後面筋および足底筋に萎縮が目立つが Hammer toe ではない．

🔑 **Keywords**

下腿後面筋の筋萎縮，CK 正常

●Muscle CT

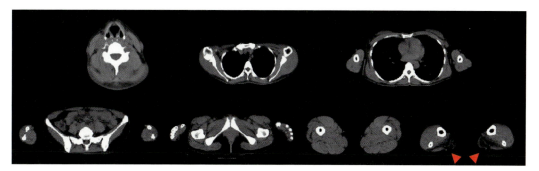

図2 全身筋肉 CT
両側下腿後面筋の脂肪置換を認める(矢頭).

> **電気診断のストラテジー**
>
> 慢性経過の下肢筋力低下・筋萎縮であり,遺伝性末梢神経疾患(CMT)や遠位型ミオパチーが鑑別にあがる.神経伝導検査で脱髄型の CMT かどうかがわかる.その際,感覚神経電位に異常がなければ軸索型の CMT も否定的と考えてよい.
> 針筋電図で神経原性か筋原性かの鑑別を行うが,すでに CT で高度に変性してしまっている下腿後面筋は所見の判断に迷う可能性があり,第一選択とはしない(前医で施行されており所見がはっきりしなかった).筋生検を念頭に,採取部位の対側で活動性変化(安静時電位やミオトニー放電など)の有無や神経原性・筋原性を確認する.

●Nerve conduction study

表1 神経伝導検査結果

	DML(ms)	CMAP(mV)	MCV(m/s)	SNAP(μV)	SCV(m/s)	F-wave Lat. (ms)
Rt. Median	2.9	8.6	57	46	53	23
Rt. Ulnar	2.3	12.4	69	30	63	22
Rt. Peroneal	5.5	0.8	49	—	—	—
Rt. Tibial	4	27	47	—	—	40
Rt. Sural	—	—	—	39	50	—

すべての神経で伝導速度に異常なく,振幅も腓骨神経を除いて保たれている(腓骨神経 CMAP は短趾伸筋から導出).高度に萎縮している脛骨神経 CMAP(母趾外転筋導出)の振幅も保たれていることに注意.

症例12:Distal myopathy

● Needle EMG

12-1 上腕二頭筋（Biceps brachii）　MMT 5　安静時：500μV/div, 10ms/div

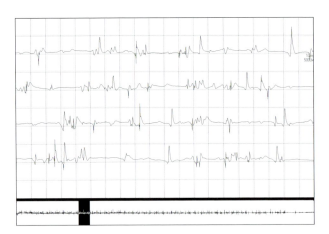

軽度随意収縮時の記録．4〜5 種類の MUP がそれぞれ 5〜8 Hz 前後で発火しており，まったく異常のない運動単位の導出パターン．運動単位数の減少がないことは間違いなくいえる．中盤から波形中に spike 状の俊敏な立ち上がりを示す成分を有する MUP が散見され，筋線維密度が低いことが疑われる．Spike 成分のみで形成される MUP は myopathic MUP といえる．安静時放電は認めなかった．

12-2 大腿直筋（Rectus femoris）　MMT 5　随意収縮：1mV/div, 10ms/div

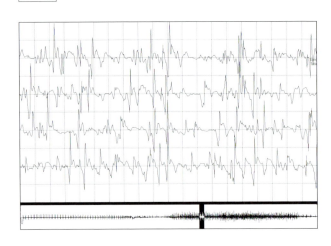

弱収縮で動員される 3 種類の MUP はまったく正常．中盤に multiplet 様の波形がみられる．後半の動員パターンも正常．

12-3 大腿直筋（Rectus femoris）　MMT 5　随意収縮：1mV/div, 10ms/div

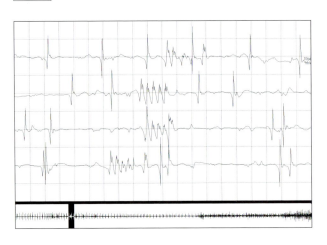

同じ筋の記録．記録前半で出現する multiplet potential は背景の運動単位の発火周期と独立しており，myokymia 放電と考えられる．安静時電位は認めなかった．

筋電図所見のまとめ

- 安静時活動
  なし．
- 随意収縮
  明らかな神経原性変化なし．わずかに spiky な成分をもつ MUP の存在と myokymia 放電を認めた．

電気診断 特徴的異常所見なし．非特異的所見のみ．

● Muscle biopsy（大腿直筋）

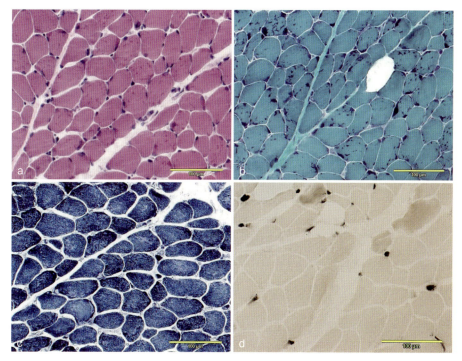

図3 左大腿直筋生検
a：HE．大小不同は軽度．間質の線維化もない．
b：mGT．多数のネマリン小体を認める．
c・d：NADH-TR, ATPase(pH10.6)．ほとんどすべてが type 1 線維．

診断 Distal myopathy
遠位型ミオパチー（ネマリンミオパチー）

📖 疾患解説

ネマリンミオパチー

ネマリンミオパチーは Gomori トリクローム染色で紫〜黒赤色に染色されるネマリン小体（図4．ネマはギリシャ語で糸の意味）が筋鞘膜下に集積する病理所見で特徴づけられ，1963年 Shy らによって初めて報告された[1]．ネマリン小体内にはαアクチニンなどZ線の内容物が存在するとされる．先天性ミオパチーの中では最も頻度が高く，出生50万人に一人と考えられている．新生児重症型，中間先天型，典型先天型などのほか孤発性成人発症型（SLONM：sporadic late onset nemalin myopathy）などに分類されるが，SLONMは病理学的にはネマリンを認めるもののM蛋白を伴うなど，先天性ミオパチーとは異なる病因が疑われている．SLONMを除いたネマリンミオパチーでは現在複数の原因遺伝子（ACTA1 や nebulin, TPM3 など）が同定されている．nebulin の異常が最多といわれている（nebulin 異常は下腿後面筋は保たれるとされている）[2]．臨床的には最多を占める典型先天型では典型的なミオパチー顔貌（細長い顔，下顎後退，高口蓋，鯉口）と近位筋力低下，呼吸不全が特徴的であるが歩行は獲得できる．遺伝子型と臨床病型が対応しないことも少なくないため，病理学的にネマリン小体を確認したら，複数の候補遺伝子を解析する必要がある．典型例とは異なるものの，nebulin 異常や TPM2 異常などの遠位型ミオパチーを呈する症例も報告されている[3]．

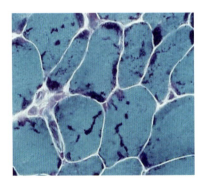

図4 ネマリン小体を有する筋線維
（本症例の一部拡大）

⚠️ Lesson from the case

- 慢性経過の遠位筋萎縮性疾患は，神経伝導検査で脱髄の有無をまず確認する．感覚神経電位が正常であれば神経原性疾患の可能性は下がる．
- 遠位筋に筋力低下があれば遠位筋の針筋電図が確実と思われるが，先天性ミオパチーなどでは遠位筋は神経原性変化がみられ解釈に困ることもあり，被検筋の選択を慎重にする．
- 成人の遠位型筋疾患においては，障害部位の選択性のため筋電図・病理所見とも臨床像と乖離がある場合がある．遺伝子検査結果，画像所見とあわせて診断する必要がある．

遠位型ミオパチーの筋電図所見

❶ 遠位型ミオパチーと先天性ミオパチー

　筋疾患の診療に際し有用な6つの問診項目がある(表2)．①陽性症状か陰性症状か，②経過はどうか，③**筋力低下の部位は**，④誘発因子は，⑤家族歴は，⑥他の所見の有無，である[1])．

表2 筋疾患が疑われる患者に対する6つの key question

1	陰性症状(筋萎縮，筋力低下，易疲労)と陽性症状(筋痛，クランプ，筋硬直，硬直，肥大)のいずれを呈しているか
2	症状の時間経過(継続的か発作的か，単相性か再発緩解型か，急性か慢性か)，発症年齢は，進行性か非進行性か
3	**筋力低下の分布は(近位筋優位か遠位筋優位か，伸筋群か屈筋群か，あるいは近位遠位両方か，頸部か，顔面か)**
4	筋力低下が悪化する引き金はあるか(運動後か，安静後か，炭水化物摂取後かなど)
5	家族歴はあるか
6	筋力低下以外の所見はあるか(皮疹，禿頭，発熱，赤色尿，心疾患，肺疾患，関節・結合織疾患，白内障，精神発達障害，拘縮，骨格異常，末梢神経障害，消化器障害など)

　このなかの筋力低下部位で分類する方法は有用で，Barohnらはこれを10のパターンに分けている．それぞれ障害される部位が上下肢とも近位の"limb-girdle"型，上下肢とも遠位の"distal myopathy"型，上肢近位・下肢遠位の"scapuloperoneal"型，上肢遠位・下肢近位型(IBMなど)などであり，遺伝子異常に基づく分類とは別に，複数種類の疾患を包含するミオパチーの分類法としては臨床的であるといえよう．この中で"distal myopathy"型をとるものは古典的にWelander型(TIA1)，Udd型(titin)，Markesbery-Griggs型(ZASP)，埜中型(GNE)，三好型(dysferlin)，Laing型(MYH7)の6型が知られており(括弧内は原因遺伝子)[2])，わが国では埜中病(GNEミオパチー)と三好型が有名である．臨床的には眼咽頭筋遠位型ミオパチー(OPDM：原因遺伝子不明)を加えて3病型として扱われることが多い．

　一方で先天性ミオパチーは生下時から筋緊張低下，筋力低下を示す遺伝子異常に基づく筋疾患であり，ネマリンミオパチー，セントラルコア病，ミニコア病，ミオチュブラーミオパチー，中心核病，先天性筋線維タイプ不均等症が有名である．古典的には病理所見によって命名された分類名であったが，現在それぞれの疾患単位に複数の遺伝子異常が報告されてきているため，再分類を余儀なくされている[3])．これら**先天性ミオパチー**には，幼少期から症状が軽微で進行が緩徐なため成人になってから気付かれる「良性先天型」が存在し，病期によっては下肢遠位が障害されるが上肢遠位の障害が目立たないscapuloperoneal型類似の所見を呈することもあり，成人の筋疾患の鑑別としても重要である[4])．nebulin異常に伴うネマリンミオパチーなどは，遠位型ミオパチーの表現型をとりうることが知られている．遠位型ミオパチーの鑑別としては上記に加え，封入体筋炎，筋強直性ジストロフィー

1型，ミオフィブリラーミオパチー，VCPミオパチーなどがあげられるが，成人で受診する場合は何よりもCMTなどの神経原性疾患を鑑別することが最も重要である．

❷ 先天性ミオパチーにおける神経原性変化の混在について

　先天性ミオパチーの筋電図所見は，古くから筋原性変化だけでなく神経原性変化が混在するといわれてきた．しかしながら剖検例でも前角や前根の減少や遠位筋の神経原性変化は報告されていない．先天性ミオパチーにおいては，通常脱力を示す近位筋においては持続時間の短い，低振幅のMUPが多数動員されるが，場所によってはサイズの大きなMUPが記録されることがある．Wallgren-Petterssonらのネマリンミオパチーの多数例の検討によれば，発症時点で神経原性変化はみられなかったが，多くの症例で数年後の再検査で遠位筋に典型的な神経原性変化が確認された．Single fiber EMGでのjitterの増大や筋線維密度の上昇を伴っていた例が多かったことから，活動的な筋原性変化が続いたことにより惹起された二次的な神経原性変化が疑われた[5]．筋線維の壊死再生に伴い，脱神経された再生筋線維は近隣の運動神経軸索からのsproutによって再支配される．実際に筋ジストロフィーのSingle fiber EMGやMacro EMGによる検討では，局所の筋線維密度は高まり，jitterは増大することが報告されている[6]．しかしながら運動単位数は減っていないため，きわめて少数の筋線維のみで構成された運動単位が存在するはずであるが，トルクとしての貢献は少なく再支配されたMUPが中心となって放電することになり，late recruitment/reduced interferenceにみえることもある（図5）．炎症性筋疾患や筋ジストロフィーなどは様々な病理が混在するため，このようなneuropathic unitの存在は目立たないが，先天性ミオパチーの場合，病態が一様に経過するため目立ち

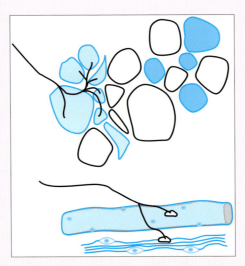

図5　筋原性疾患での筋線維密度上昇の模式図
再生筋線維は周囲の健常な運動単位から側芽を受けるため筋線維タイプがかわる．

やすいのかもしれない．このように MUP のパラメーターをもとに評価をする場合は慎重な判断を必要とするため，同心針筋電図記録の場合，あまり一つ一つのパラメータに振り回されず，患者全体における被検筋の位置づけと，針刺入部位の関係を意識する必要がある．

❸ 本症例の筋電図所見について

本症例ではわずかに線維密度の乏しい spiky な成分を持つ MUP が散見されたものの，筋力低下が乏しい筋ではほとんど正常の筋電図所見であった．筋病理では大小不同も少なく壊死再生もないなど，筋電図所見に合致する所見を認めた．軽症例や若年成人例では筋電図所見も正常か軽微な異常にとどまるとの報告もある[9]．実際の筋病理では多数の筋線維にネマリン小体を認め，ほとんどすべてが type 1 線維であるなど特徴的な所見を認めた．これらの所見は筋電図ではまったく評価できず，病理所見に依存するしかない．先天性ミオパチーは一般に type 1 線維優位であり，本例では高口蓋なども認められたことから，孤発性遅発性の成人型ではなく良性先天型のネマリンミオパチーと考えられた．本例は遺伝子検査を施行できなかったため原因遺伝子は特定できていないが，臨床症状がきわめて軽く，安静時電位も乏しいことから進行も緩徐と考えられる．ただ，myokymia 放電を認めたことなどからは不安定な再生線維も存在することが疑われた．遠位型ミオパチーの診断は病理と遺伝子によるところが大きい．**筋電図の所見を病理所見と対比することは病態生理の解析に有用かもしれないが，臨床的には筋原性疾患であることを決定することが筋電図の最も重要な役割である．**

■ 文　献

1) Shy GM, et al., : NEMALINE MYOPATHY. A NEW CONGENITAL MYOPATHY. *Brain*, 1963；**86**：793-810.
2) North KN, et al., : Approach to the diagnosis of congenital myopathies. *Neuromuscul Disord*, 2014；**24**：97-116.
3) North KN, et al. : Nemaline Myopathy. 2002 Jun 19 [Updated 2015 Jun 11]. In：Pagon RA, Adam MP, Ardinger HH, et al., editors. GeneReviews® [Internet]. Seattle (WA)：University of Washington, Seattle；1993-2017. Available from：https：//www.ncbi.nlm.nih.gov/books/NBK1288/
4) Barohn RJ, et al. : A case of late-onset proximal and distal muscle weakness. *Neurology*, 2009；**73**：1592-1597.
5) Dimachkie MM, et. al. : Distal myopathies. *Neurol Clin*, 2014；**32**：817-842.
6) Jungbluth H, et al. : Congenital myopathies：not only a paediatric topic. *Curr Opin Neurol*, 2016；**29**：642-650.
7) Wallgren-Pettersson C, et al. : Electromyography in congenital nemaline myopathy. *Muscle Nerve*, 1989；**12**：587-593.
8) Hilton-Brown P, et al. : The motor unit in muscular dystrophy, a single fibre EMG and scanning EMG study. *J Neurol Neurosurg Psychiatry*, 1983；**46**：981-995.

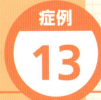

Complex repetitive discharge
大腿四頭筋筋力低下

患者：60歳男性

主訴 下肢筋力低下.

病歴 5年前からしゃがんだら立ち上がりにくくなった．3年前から棚の物をとりにくくなった．年のせいかと思いジムに行き始めたが30分歩行するだけで強い疲労を覚えるようになったため入院．

既往歴・家族歴 特記すべきことなし．

所見 身長173cm，体重66kg，BMI 22.1．
neck flx. 4+, del. 5/4, bic. 4/4, tri. 5/5, w. ext. 5/5, f. ext. 4/4, 握力20kg・21kg, ilio. 5/5, quad. 4+/4+, ham. 5/5, TA 5/5, GC 5/5, EHL 5/5.
上肢腱反射，膝蓋腱反射低下，アキレス腱反射正常，感覚異常なし．

検査値 CK 255 U/L

Keywords

大腿四頭筋筋力低下，男性，慢性進行性．

電気診断のストラテジー

ADLの障害も軽度で筋力低下も軽度．器質的疾患があるかどうかは診察のみでは判断が難しいケース．しかし体格などから頸部屈筋力低下は病的であると考えて検査を立案する．アキレス腱反射が保たれていることより末梢神経障害の可能性は低く，筋が低下している大腿四頭筋の腱反射が低下していることから器質的疾患があるとするとミオパチーを最も考える．

慢性進行性の経過の大腿四頭筋に目立つミオパチーとして，Becker型筋ジストロフィーなどのジストロフィノパチー，LGMD，GNEミオパチー，IBM，神経原性としてはSMAやdiabetic amyotrophyなどが鑑別にあがる．年齢などを加味するとIBMの可能性が高いが，CKも低く比較的軽症と考えられる点が疑問として残る．大腿四頭筋の針筋電図で筋原性の証拠は得られても確定には他の情報が必要である．

● Muscle CT

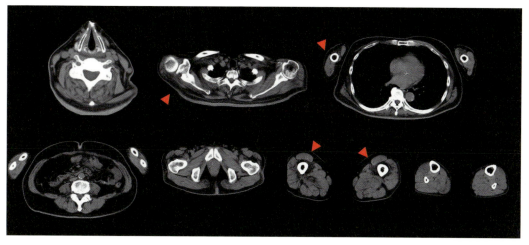

図1 両側上腕二頭筋
両側中間広筋に脂肪置換を伴う変性を認める．三角筋や肩甲帯周囲筋の萎縮には左右差を認める(矢頭)．Selectivity pattern なし．

● Muscle MRI（左上腕）

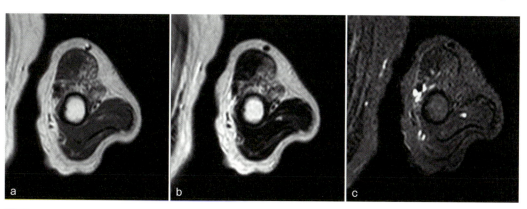

図2 左上腕単純 MRI
　a：T1 強調画像，b：T2 強調画像，c：STIR 画像
上腕二頭筋の一部は T1 および T2 強調画像で高信号を示し，STIR での高信号化は軽度で脂肪置換が疑われる．

● Needle EMG

13-1 上腕二頭筋（Biceps brachii）　MMT 4　安静時：500μV/div, 30ms/div

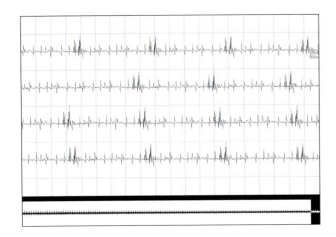

刺入時から安静にもかかわらず150msごとに規則的な放電を認める．周期，大きさともほとんど変化せず，一群のsingle fiber potentialがサーキットを形成して次々と放電し続け，スピーカーからは"マシンガン音"に類似した音が聞こえる．典型的なcomplex repetitive dischargeである．

13-2 上腕二頭筋（Biceps brachii）　MMT 4　安静時：100μV/div, 20ms/div

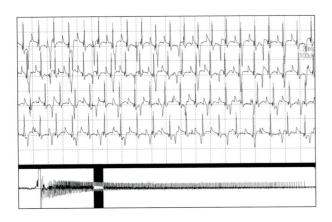

針の刺入に引き続いて陽性棘波様の放電が20Hzで規則的に始まり徐々に減衰，周波数も減少して消失する．この波形と重なるように200msほど遅れてfibrillation potential様の陰性電位が25Hz前後で放電しはじめ，いったん振幅も増大し50Hzまで高頻度発火になったのち，徐々に発火周期が伸びて消失する．周波数および振幅がwax & waneする点からはミオトニー放電に矛盾しない．

13-3 上腕二頭筋（Biceps brachii）　MMT 4　軽度随意収縮：1mV/div, 10ms/div

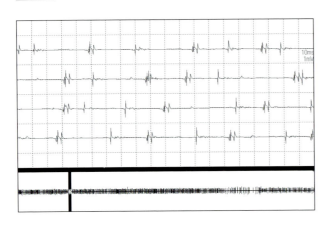

一見complex repetitive dischargeと見紛うような多相性の規則的な放電に似ているが，詳細にみると周期も不規則であり，2種類の運動単位が重なっていることがわかる（図3）．それぞれ極めて短い持続時間のspikeで構成されており，筋線維密度の低下した運動単位が高頻度発火していると理解できる．

● その他の所見

他の筋では fibrillation potential/positive sharp wave(PSW) があり，随意収縮では一般的な低振幅短持続電位が早期動員し完全干渉した．

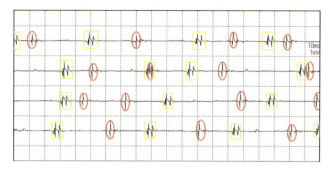

図3 上腕二頭筋の MUP の詳細な解析（赤 14Hz，黄 18Hz）

> **筋電図所見のまとめ**
> ● 安静時活動
>   Complex repetitive discharge およびミオトニー放電を認める．
> ● 随意収縮
>   極めて筋線維密度が低下した多相性の MUP の高頻度発火を認める．他の筋で多相性電位が豊富で完全干渉パターン．
>
> **電気診断** 部位により程度が異なり，高度に変性した筋原性変化を示す部分と通常の筋原性変化がみられる．

● Muscle biopsy（上腕二頭筋）

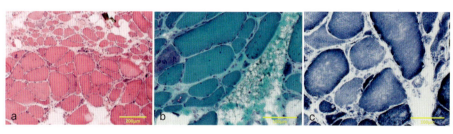

図4 左上腕二頭筋生検
a：HE．筋線維の大小不同，肥大線維，小角化線維，中心核線維など多彩な所見を認める．脂肪置換が著しい．
b：mGT．縁取り空胞（rimmed vacuole）を有する線維を認める．
c：NADH-TR．筋線維間は開大しており筋細線維間網の乱れを有する線維を多数認める．小角化線維を散見する．なお HLA-ABC 染色は陰性であった．

> **筋生検所見のまとめ**
> ● 高度な筋線維大小不同と間質の線維化を伴うミオパチーで，Rimmed vacuole の出現を特徴とする慢性筋原性疾患が示唆される．

症例 13：Complex repetitive discharge

Chronic myopathy with rimmed vacuole
慢性筋疾患（Rimmed vacuoleを伴う慢性ミオパチー）

疾患解説

封入体筋炎と鑑別が必要な筋疾患

診断基準にのっとり"封入体筋炎"と臨床診断したが，実際の診断が異なっていた例[1]．本症例ではHLA-ABCの発現亢進がなく否定的であった．豊富なrimmed vacuoleを伴うものとして，GNEミオパチーや筋原線維性ミオパチーがあげられる．臨床現場ではOPMDやFSHDの一部で病理像が類似するが臨床像が異なり迷うことはない．ミオトニー放電が目立つミオパチーとしては抗HMGCR抗体関連ミオパチーが鑑別にあがるが，本症例では抗体陰性であった．

表1 封入体筋炎と鑑別が必要な筋疾患

炎症性筋疾患	皮膚筋炎（DM）
	多発筋炎（PM）
	壊死性筋症（IMNM）
筋ジストロフィー	肢帯型筋ジストロフィー（LGMD）
	筋強直性筋ジストロフィー（MyD）
	顔面肩甲上腕型筋ジストロフィー（FSHD）
	眼咽頭型筋ジストロフィー（OPMD）
	筋原線維性ミオパチー（MFM）
遺伝性IBM（hIBM）	Valosin Containing Protein（VCP）ミオパチー
	縁取り空胞を伴う遠位型ミオパチー（GNEミオパチー）

（文献1から一部改変）

Lesson from the case

- 筋力低下やCK上昇が軽微でも，慢性経過であれば高度な組織所見とそれに見合う筋電図所見がみられることがあり，検索してみることは重要．
- complex repetitive dischargeとmyotonic dischargeは，ときに鑑別しがたい．
- 高度に変性した運動単位はsingle fiber potentialが少数集まったものに近い形状になり，線維化が著しいと干渉も悪く動員は神経原性変化と同様になる場合もある．

高度変性筋原性変化の筋電図所見

❶ 本症例の診断は？

　本症例は現時点で確定診断がついていない．家族歴がなく，中高年で発症する下肢近位筋の筋力低下で，臨床症状に比して画像所見や筋電図所見が高度で，組織学的にも慢性的な障害が認められた．縁取り空胞が多数認められた点から封入体筋炎が第一に鑑別にあがるが，炎症や筋壊死および再生も目立たず，炎症性疾患で高頻度に認められる HLA-ABC 染色が陰性で，炎症性筋疾患の範疇でない可能性がある．他の自己抗体（抗 ARS 抗体，抗 M2 抗体，抗 SRP 抗体，抗 HMGCR 抗体）はすべて陰性で，各種免疫染色でも LGMD を示唆する所見は得られていない．一方で筋電図では運動単位に高度な変化（線維間の間質の増大と筋線維密度の低下）と異常興奮性の両者がみられ，長い経過で変性が起こっていることに矛盾しなかった．その後 3 年間の経過では臨床所見には大きな変化がないものの CT では病巣の拡大がみられた（図5）．病巣は大腿後面筋群には拡大せず，多くの LGMD とは異なった障害分布を示している．以上より現在までのところ "Rimmed vacuole を伴う慢性ミオパチー" としかいいようがない．Rimmed vacuole の多くは自己貪食性空胞であり，パラフィン切片で空胞に見える内部には複数のたんぱく質が凝集しており，病態解明の鍵と考えられている[2]．成人では封入体筋炎を除けば筋原線維性ミオパチーと GNE ミオパチーが重要であり，それぞれ組織学的に鑑別を行う．ある時点での work up で確定診断にたどり着かなくても，後日診断がつく場合もあり，よく説明の上，経過をみていくことが必要である．

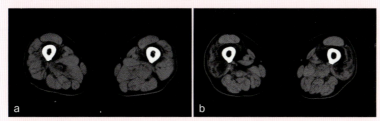

図5 大腿部筋 CT の経過
中間広筋を中心とした変性が経時的に進行している．
a：2012，b：2015

❷ Complex repetitive discharge とはなにか

　Complex repetitive discharges（CRDs）は規則的に繰り返される自発放電の一種で，その発火頻度は通常高く（5〜100Hz），いくつかの single-fiber potential の集合体として記録される多相性の波形が変動なく続くため，スピーカーの音からは機械的な雑音と間違えられることもある．針先を動かさなくても減衰せず急に止まることも特徴で隣接する筋線維との間で起こる接触伝導（ephaptic transmission）が想定されている．Single fiber EMG を用いた検討によると，はじめにペースメーカーとなる筋線維（principle pacemaker fiber）の一部から fibrillation potential が発生し筋膜上を伝搬

していくと，接触しておりかつコンダクタンスが上昇している部位を有するいくつかの筋線維に電位が伝わる．それら筋線維上を両方向性に活動電位は伝搬していくが，そのうちのいくつかは principle pacemaker fiber の初めの発火点を興奮させ，再びはじめの段階に戻るという閉じた回路が形成される．このようにしてほとんど揺らぎのない一定周期の放電が繰り返される仕組みができていると想定されている[3]（図6）．

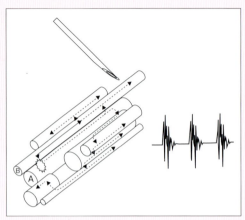

図6 Complex repetitive discharge の発生原理の模式図
Principle pacemaker fiber(A)から発生した電位が接触伝導で隣接したいくつかの筋線維に伝わり，(B)からはじめの段階に戻るという閉じた回路が形成される．

Complex repetitive discharge は神経原性疾患でも筋原性疾患でも出現するとされており，疾患特異性はない．しかしながら上記メカニズムを成立させるためには，筋線維の興奮性増大と筋線維の隣接が必要なため比較的慢性の疾患でよく確認される．臨床的には運動ニューロン疾患，神経根症，筋ジストロフィー，封入体筋炎で高頻度に観察できる．Complex repetitive discharge を確認して得られる重要なことは，①その筋は病的であること，②その筋の興奮性は増大していること，③（おそらく）慢性経過であることであり，疾患を特定できる所見ではないことに留意すべきである．一方で，本症例では myotonic discharge もみられた．Myotonic discharge は基本的に単一筋線維の連続発火であり，発火頻度が比較的短時間で減衰していく．いくつかの線維が独立して発火して同時に放電すると，複雑な波形を呈するようにみえるが原則的には single fiber potential である．そのため繰り返し周期は筋膜上の Na チャネルの不活化からの回復時間に依存し，他の筋膜上を伝搬したのちに接触伝導で primary pacemaker を再興奮させる時間よりもはるかに短い．本症例のように両者が混在することもありうるが，Complex repetitive discharge を myotonic discharge と誤認して myotonic discharge をきたす疾患のみを念頭に鑑別を進めていくことは望ましくない．それぞれの波形の持つ意味を考えながら，患者の全体像を意識した解釈を進め，検査計画を練るべきである．

❸ 臨床所見と筋電図所見が乖離した場合は，どのように考えるか

臨床所見（おもに筋力や筋萎縮）と筋電図検査が乖離することはまれではない．最も顕著なものは慢性神経原性疾患であろう．ゆっくりとした脱神経再支配の結果，筋力低下を伴わないにもかかわらず，針筋電図で高度な運動単位数の減少と巨大な運動単位電位がみられることはポリオ後の患者などでよく経験する（徒手筋力テストで5を下回るのは前角細胞が50%未満になった状態との報告もある[4]）．またそのようなケースを検出できることが針筋電図検査最大のアドバンテージといえよう．しかし本症例のように，筋原性疾患で筋力が保たれているにもかかわらず筋電図で高度な所見を認めることはそれほど多くはない．このような乖離を考えるうえで，①「最大筋力」を「筋力」と評価している点，②単一筋の筋力評価は困難である点，③針電極の pick up area の要素，の3つの点が重要である．

①「最大筋力」を「筋力」と評価している

われわれは徒手筋力テストで筋力評価をしているが，これは多くのタイプ2線維の動員を要する最大収縮に対応する．すなわち針筋電図でいえば干渉波と同じであり，弱収縮時の動員パターンや運動単位電位の波形などとは元来別のものを見ている．同じ病理学的変化ならば弱収縮時に観察される変化は最大収縮時に起こるものと関連する傾向はあるが，常にこの解釈が成り立つとは限らない．

②単一筋の筋力評価は困難である

筋は共同してはたらく．例えば肘関節の屈曲は上腕二頭筋と上腕筋が行っているが，針筋電図では浅層の二頭筋を評価している．また膝関節伸展は大腿四頭筋であるが，検者の腕力より優っている可能性が高い筋であるうえに，外側広筋が脂肪置換していたとしても他の筋で十分な力を発揮できる場合がある．

③針電極の pick up area の要素

同心針電極で情報が得られるのはせいぜい針先の半径 500μm～1mm の半球状の領域のみである．本症例のように，わずかな場所の違いで異なる病理像を取ることは珍しくない．さらには筋ジストロフィーなど障害筋の選択性が高い疾患は障害を免れている筋と脂肪置換している筋が隣り合っていることもある．筋疾患の場合は針筋電図の情報を臨床所見だけでなく CT やエコーなどの全体を把握できる画像情報と合わせて解釈していくことが望ましい．

■ 文献

1) Lloyd TE, et al.：Evaluation and construction of diagnostic criteria for inclusion body myositis. *Neurology* 2014；**83**：426-433.
2) Malicdan MC, et al.：Lysosomal myopathies：An excessive build-up in autophagosomes is too much to handle. *Neuromuscul Disord* 2008；**18**：521-529.
3) Trontelj J, et al.：Bizarre repetitive discharges recorded with single fibre EMG. *J Neurol Neurosurg Psychiatry* 1983；**46**：310-316.
4) Sharrard WJ：Correlation between changes in the spinal cord and muscle paralysis in poliomyelitis；a preliminary report. *Proc R Soc Med* 1953；**46**：346-349.

症例 14

Satellite potential
CK高値の頸椎症

> **患者：62歳男性**
>
> 主　訴　両上肢の異常感覚．
> 病　歴　X-2年に胆のう結石症で消化器内科受診時CK1,058 U/Lと高値を指摘されたが放置．2か月後より両上肢の異常感覚を自覚し，CK1,431 U/Lと高値を指摘されたため紹介された．
> 既往歴　特記すべきことなし．
> 所　見　筋萎縮なし，歩行問題ないが起居動作などやや困難．
> 　　　　四肢DTR亢進，両側Hoffmann陽性，両側Babinski徴候陽性．
> 　　　　明らかな他覚的感覚障害はないが手足全体の自覚的なしびれあり．
> 　　　　MMT del 4/4, ilio 4/4以外すべて5/5．

● Needle EMG1

14-1 上腕二頭筋（Biceps brachii）　MMT 5　随意収縮：500μV/div, 10ms/div

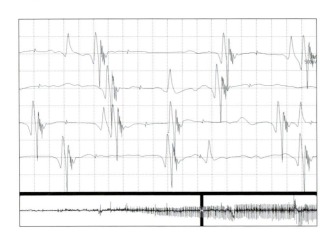

MUPの動員は不良で，緩やかに立ち下がる陽性相，比較的幅広い陰性相に続く多相性電位，さらに25msほど遅れて定常的に出現するsmall spikeで形成されるMUPが12〜13Hzで発火している．第二相の立ち上がりにトリガーをかけて重ね書きすると，ほぼ同一潜時でsmall spikeは出現することがわかる（satellite potential）（図1）．安静時にfibrillation potential/positive sharp wave（PSW）は認めなかった．

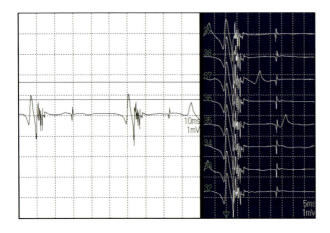

図1 time locked cascade display
主要な陰性波の立ち上がりにトリガーをかけて時相をそろえて表示するとほぼ同一潜時（約22ms後）にsmall spikeがみられる（satellite potential）．

| 14-2 | 三角筋（Deltoid middle） | MMT 4　随意収縮：1mV/div，10ms/div |

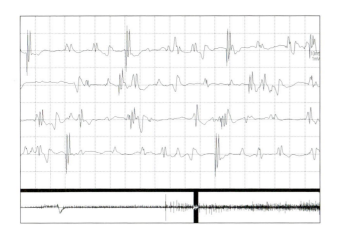

はじめに 500μV 程度の 3 種類の MUP が 8〜10Hz で発火しているが，途中から 2mV 程度の四相の多相性電位がやはり 8〜10Hz 前後で動員されてくる．ほぼ正常な動員パターンであるが，近位筋であること，筋力低下があることを加味するとやや動員不良の可能性もある．

安静時に fibrillation potential/PSW は認めなかった．

● 頸椎 MRI

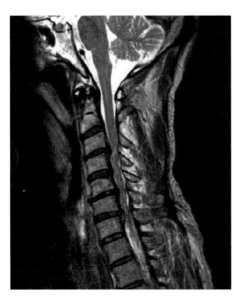

図2 頸椎単純 MRI T2 強調画像矢状断
多椎間にわたる脊柱管狭窄と脊髄圧迫を認める．

症例 14：Satellite potential

経過

C5 支配筋での慢性非活動性神経原性変化，錐体路徴候より脊髄症を疑い，頸椎 MRI を確認したところ，脊椎管狭窄による圧迫性脊髄症が認められた（図2）．体動困難，四肢異常感覚は高位脊髄病変に伴う症状と診断．排尿障害が出現したため X-1 年に C3-C7 の椎弓切除術を施行した．術後四肢異常感覚がなくなり，よく動けるようになった．

しかし，術後 8 か月時点で（X-1 月）布団からの起き上がり困難，階段昇降困難，首下がりが出現したため再診．

検査値 CK 6,126 U/L，抗核抗体×1,280 倍，抗 jo-1 抗体陰性

検査所見 neck flx. 2, neck ext. 3, del. 4/4, bic. 4/4, tri. 4/4, w.ext. 5/5, f.ext. 5/5, f.abd. 4/4, pectoralis 4/4, ilio. 3/4, quad. 4/5, ham. 5/5, TA 4/4，筋萎縮なし，Babinski(fx., fx.), Gowers 徴候陽性，腱反射亢進，感覚障害なし．

Keywords

高 CK 血症，近位筋優位の筋力低下，頸椎症性脊髄症，首下がり．

電気診断のストラテジー

初回（1 年前）の診察所見は脊髄症であり，筋電図上は CK 上昇を説明できるような所見を認めなかった．術後 8 か月で再出現した近位筋優位の筋力低下（首下がり含む）と高度な CK 上昇は新たな問題かもしれないが，針筋電図は前回所見を差し引いて解釈する必要があり，確実に筋力低下がある筋で行う．

●Needle EMG2

14-3 三角筋（Deltoid middle） MMT 4 随意収縮：1mV/div, 10ms/div

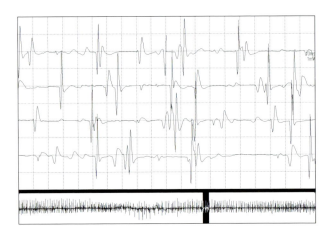

振幅が 3〜4mV で整った波形の 3 種類ほどの MUP が 8〜10Hz で発火しており，新たな MUP の動員はみられない．Small MUP もみられない．安静時放電として fibrillation potential/PSW/fasciculation potential を認め，慢性活動性神経性変化が疑われる．

14-4 　上部僧帽筋（Upper trapezius）　MMT 4　随意収縮：500μV/div，10ms/div

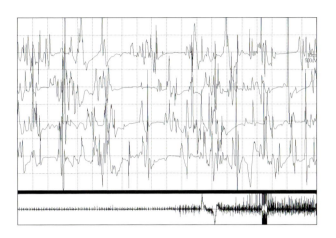

弱収縮で small MUP を認める．中等度収縮で動員されてくる MUP は多相性のものと short duration MUP が重なって発火しているものが混在している．動員・干渉は正常で long duration MUP は動員されない．安静時では fibrillation potential を認め，慢性神経原性変化の背景に筋原性変化の混在が疑われる．

筋電図所見のまとめ

- 安静時活動
  僧帽筋，三角筋で fibrillation potential/PSW があり，三角筋では fasciculation potential を認めた．
- 随意収縮
  僧帽筋では筋原性変化，三角筋では慢性神経原性変化を認めた．

電気診断 慢性神経原性変化の背景に筋原性変化が混在している．

●Muscle biopsy（上腕二頭筋）

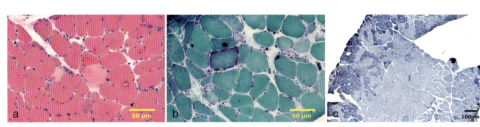

図3 左上腕二頭筋生検
a：HE．筋線維は円形化しており大小不同が目立つ．散在性に壊死線維，空胞を有する線維を認める．細胞浸潤なし．
b：mGT．RRF を認める．間質の開大を認める．
c：NADH-TR．fiber type grouping が疑われる．

筋生検所見のまとめ

- 慢性神経原性変化を背景に，壊死線維が散在する筋原性変化が加わっているが浸潤細胞や perifascicular atrophy はみられない．壊死性ミオパチーが疑われる．

●筋炎特異的自己抗体

抗 SRP 抗体：陽性

診断 Immune mediated necrotizing myopathy
免疫介在性壊死性ミオパチー（抗SRP抗体陽性）＋頸椎症性脊髄症

📖 疾患解説

免疫介在性壊死性ミオパチー（IMNM）

特発性炎症性筋疾患(idiopathic inflammatory myopathy：IIM)を2004年にMSG/ENMC(The Muscle Study Group/European Neuro Muscular Centre)が組織学的所見を中心に分類したなかで，多発筋炎，皮膚筋炎，封入体筋炎に加えて記載された一つが免疫介在性壊死性ミオパチー（immune mediated necrotizing myopathy：IMNM）である．筋病理で著明な壊死・再生像があるにもかかわらず炎症細胞浸潤やMHC class Iの発現が乏しいことが特徴であり，「筋炎」とはいいがたいため「ミオパチー」として扱われている[1]．臨床的には多発筋炎として治療されてきた歴史が長いが，抗SRP(signal recognition particle)抗体や抗HMGCR(HMGCoA reductase)抗体が多くの症例に検出されることが報告されてからは独立した疾患概念として研究されてきた[2]．抗SRP抗体陽性壊死性ミオパチーは他の自己抗体や臓器障害を伴う頻度が低く，CKが著明高値・筋力低下は高度で，ステロイド反応性が悪いため強力な免疫治療を必要とし，しばしばADLが低下するとされている．また1年を超える経過の慢性型では筋萎縮も目立ち，筋ジストロフィーも鑑別にあがる[3,4]．細胞質のRNA結合蛋白であるSRPに対する抗体が筋壊死を引き起こすメカニズムは明らかにされていないが，治療強度を適切にするうえで診断を確定しておくことは重要である．病理像，筋電図所見，CK値などからは抗HMGCR抗体陽性壊死性ミオパチーと区別することは難しいとされており，抗体測定が最も重要である[2]．筋電図所見は通常の炎症性筋疾患と変わらず安静時放電とmyopathic MUP，early recruitmentが主たる所見だが，myotonic dischargeがよくみられ，特に抗HMGCR抗体陽性例には有意に多いとされている[5]．

⚡ Lesson from the case

- 頸髄症による神経原性変化でも高CK血症はきたしうるが著明高値にはならない．
- 筋電図は神経原性変化には鋭敏であるが筋原性変化の検出は難しいため，両者が合併していると神経原性変化と判断してしまう．筋電図でみられた変化が臨床像のすべてを説明づけられない場合もある．
- satellite potentialを伴うMUPは神経原性疾患でも筋原性疾患でも出現しうる．

免疫介在性壊死性ミオパチーの筋電図所見

❶ 本症例の筋電図診断について

　本症例は初診時に高CK血症を呈していたものの診察上はBabinski徴候など頸椎症性脊髄症が疑われ，筋電図でも積極的に筋原性疾患を疑う所見がないと判断した．この時点では高CK血症の原因は同定できていない．術後8か月で首下がりを含む近位筋優位の筋力低下と高度なCK上昇が顕在化し筋電図で僧帽筋に活動性筋原性変化がみられた．最終的に抗SRP抗体陽性壊死性ミオパチーの診断となったが，後方視的に考えれば初診時よりIMNMが存在していた可能性は高い．早期診断を念頭におくと初診時により近位の体幹筋（傍脊柱筋や僧帽筋）の針筋電図を行い，頸髄症では説明不可能な部位の障害の有無を確認しておく必要があった．いくつかの病態が重なっている場合は，より多くの筋で針筋電図を行い情報量を増やすことを考慮し，可能な限り全体像の把握に努めなければならない．筋生検ではNADH-TRでfiber type groupingが疑われ，同時に壊死線維，小径線維の集積が目立った．針電極のpick up areaからすると電極のベベルの向きを反転させるだけでまったく別のMUPが捕捉できる可能性がある．一方で同じfiber typeの筋線維でも筋線維の大小不同のばらつきが偏っており，satellite potentialの原因となっている可能性もある．このように慢性神経原性疾患を背景にもつ筋原性疾患の場合，筋電図では神経原性変化が目立ってしまい，小さな変化を見落とすこともあるため慎重に評価しなくてはならない．

❷ Satellite potentialの意義

　Satellite potential（図1）とはMUPの主成分をトリガーとして時間固定した場合に遅れて現れる後期成分のことであり，通常主成分から一定の時間間隔をおいて小さなspikeが再現性をもって出現するため他のMUPと区別することができる．神経原性疾患でも筋原性疾患でもみられることがあり，健常な筋でも出現するとされ，特異的な診断的意義は見出されていないが，MUPを定性的・定量的に評価するうえで知っておく必要がある．想定されるsatellite potentialの出現機序として，①未熟な再支配神経枝による遅い神経伝導，②再生に伴う未熟な神経筋接合部伝導，③再生時の小径の筋線維による遅い筋線維伝導，④再生に伴う異所性神経筋接合部の発現，⑤筋線維の部分的壊死後の再生に伴う断片化，⑥健常者においては生理的な筋腱移行部でのfiber splittingなど様々なメカニズムが考えられている[6]．これら機序の一つまたはいくつかが関与していると思われるが，最近のsimulation studyでは，運動単位を構成する筋線維の直径のばらつき（際立って小径なものがある場合）がsatellite potentialの出現に強く関与していると示している[7]．臨床的には神経原性，筋原性の区別には有用ではないが，再支配された小径筋線維の筋病理を想定する手掛かりにはなるかもしれない（図4）．

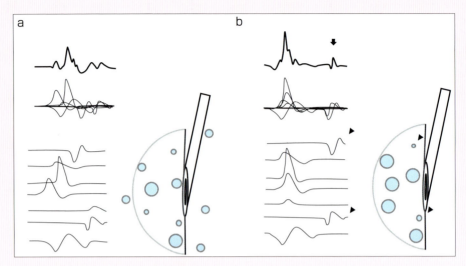

図4 Satellite potential の発現機序
筋線維伝導速度は筋線維径に依存する.
a(左):MUP を形成する筋線維の直径のばらつきが大きければそのため時相のずれが多く多相性電位になる.
b(右):伝導速度の遅い小径線維が少数点在するならば単線維電位は遅れて出現し(矢頭)MUP としては後期成分の小さな活動電位として独立する(矢印).(文献 7 を参考に作図)

■ 文 献

1) Hoogendijk JE, et al.:119th ENMC international workshop:trial design in adult idiopathic inflammatory myopathies, with the exception of inclusion body myositis, 10-12 October 2003, Naarden, The Netherlands. *Neuromuscul Disord* 2004;**14**:337-345.
2) Basharat P, et al.:Immune-Mediated Necrotizing Myopathy:Update on Diagnosis and Management. *Curr Rheumatol Rep* 2015;**17**:72.
3) Suzuki S, et al.:Inflammatory myopathy with anti-signal recognition particle antibodies:case series of 100 patients. *Orphanet J Rare Dis* 2015;**10**:61.
4) Suzuki S, et al.:Myopathy associated with antibodies to signal recognition particle:disease progression and neurological outcome. *Arch Neurol* 2012;**69**:728-732.
5) Kassardjian CD, et al.:Clinical Features and Treatment Outcomes of Necrotizing Autoimmune Myopathy. *JAMA Neurol* 2015;**72**:996-1003.
6) Lateva ZC, et al.:Satellite potentials of motor unit action potentials in normal muscles:a new hypothesis for their origin. *Clin Neurophysiol* 1999;**110**:1625-1633.
7) Zalewska E, et al.:Simulation studies on the motor unit potentials with satellite components in amyotrophic lateral sclerosis and spinal muscle atrophy. *Muscle Nerve* 2012;**45**:514-521.

頸椎症性脊髄症／神経根障害の針筋電図

　本来であれば針筋電図が最も必要とされる疾患は変形性脊椎症に伴う神経症状のはずである.頸椎症性脊髄症の有病率は極めて高く,北米では 10 万人あたり 100 人以上とされている[1].わが国で発症する ALS 患者は毎年 10 万人あたり 1 から 2 人であり,患者数においては圧倒的な差がある.しかしながら変形性脊椎症の診断では画像診断が重視され,臨床症状と画像所見を対比して責任病巣を決定することが多く,わが国では筋電図が要求されることはあまり多くない.無症候の高年者であれば画像診断上の頸椎の変性はほとんどの例で確認されるため,たとえ画像診断で所見があっても,それが真

に臨床症状の原因となっているかどうかを筋電図で確認するべきである．一方脊髄圧迫が画像で明らかでない神経根障害で典型的な症状を呈さない場合は，重症とみなされず適切な治療を受ける機会を逸する場合もある．脊椎手術を受けた後で診断される筋萎縮性側索硬化症患者がまれでないことも問題である．現在脊椎手術においては SEP や MEP，脊髄誘発電位なども含めた複数のモダリティで脊髄機能をモニタリングしながら安全性を向上させる取り組みが盛んに行われており，この機会に脊椎疾患の診断時点における電気診断を再評価してもよいかもしれない．

頸椎症性神経根症では通常罹患神経の痛みやしびれなどの感覚症状（刺激症状および脱落症状）がみられる．例えば C5/6 の椎間板突出による感覚異常は通常 C6 支配である第 I 指にみられるものの，後根神経節より近位の障害であるため神経伝導検査における SNAP に異常はみられないことが鑑別に重要である．一方で前根が障害されているため，針筋電図では慢性的な障害であれば C6 支配筋である上腕二頭筋や橈側手根屈筋などに慢性神経原性変化がみられる．また脊髄神経後枝の直接分枝を受ける同高位の傍脊柱筋でも神経原性の変化がみられることが多いが，安静のとらせ方など技術的に難しい[2]．

脊柱管の狭い日本人では C5/6 の椎間板突出が脊髄自体の圧迫も伴っていることも多く（頸椎症性脊髄症），この場合は単純な神経根障害の筋電図所見にならない．頸椎と頸髄の髄節レベルには概ね 1.5 髄節のずれがあるため C5/C6 高位の髄節は C7 となり，C7 支配筋（上腕三頭筋や橈側手根伸筋など）にも慢性神経原性変化がみられる[3]．また，ある筋を支配する運動ニューロン群は一髄節に限局して配置しているわけではなく，脊髄前角内を頭尾方向に長く分布しており，例えば C5/C6 高位の椎間板による脊髄圧迫であっても骨間筋や小指外転筋などの C8 支配とされている筋の運動ニューロン群の一部が損傷されていれば，小手筋で慢性神経原性変化が捉えられることもありうる．感覚の髄節はさらに 0.5 から 1 椎体分頭側にずれている場合もあるとされており，C5/C6 高位でも尺側手指に限局したしびれを訴えることが多い．以上のことを踏まえると，症状と筋電図所見から画像を見ずに脊髄圧迫高位を言い当てることは容易ではないといえる．

単一神経根障害を除いた頸部脊椎症関連の神経原性変化は，最も障害が強い髄節を中心に上下に広がっているが，責任高位の筋節に属する筋では安静時電位を伴う活動性変化がみられることが多い．この原則を意識していけば，無症候性の脊髄圧迫，無症候性の神経原性変化と，真に症状の原因となる責任高位を区別することが可能となる．被検筋として筆者がスクリーニングする際は，末梢神経支配と神経根が異なるセットとして三角筋（C5，6 腋窩），上腕二頭筋（C5，6 筋皮），橈側手根屈筋（C6，7 正中），上腕三頭筋（C7 橈骨），総指伸筋（C7，8 後骨間），第一背側骨間筋（C8，T1 尺骨），短母指外転筋（T1 正中）を選択することが多い．筋力低下や筋萎縮が明らかな脊髄症主体の場合は，神経原性変化が近位型（C5，6）か遠位型（C8，T1）のどちらを中心に分布しているかを評価し，概ね画像所見と適合していれば矛盾なしと解釈している

■ 文 献

1) Nouri A, et al.：Degenerative Cervical Myelopathy：Epidemiology, Genetics, and Pathogenesis. *Spine (Phila Pa 1976)*, 2015；**40**：E675-E693.
2) Wilbourn AJ et al.：AAEE minimonograph #32：the electrophysiologic examination in patients with radiculopathies. *Muscle Nerve*, 1988；**11**：1099-1114.
3) 安藤哲朗：頸椎症の診療．臨床神経学，2012；**52**：469-479.

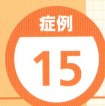

Positive sharp waves
眼瞼下垂・嚥下困難

> **患者：74歳女性**
>
> **主 訴** よくむせる，のみこみにくい．
> **病 歴** 7年前から錠剤がのめなくなった．2年前から瞼が下がって見えにくいため手術を受けた．昨年肺炎で入院した．以前は登山できていたが最近は階段が昇りにくくなった．
> **家族歴** 明らかな類症はないとのこと．
> **既往歴** 子宮筋腫．
> **所 見** 身長163cm，体重38kg．眼瞼下垂あり，眼球運動障害なし，開鼻声，舌萎縮なし，線維束性収縮なし．
> neck flx. 4, del. 4+/4+, bic. 5/5, ilio. 4/4, quad. 5/5, ham. 5/5, TA 5/5, GC 5/5, BTR N/N, T. TR N/N, PTR↓/↓, ATR↓/↓, CK 1,082 U/L, CRP 0.25 mg/dL.

> **Keywords**
>
> 嚥下障害，眼瞼下垂

● Muscle CT

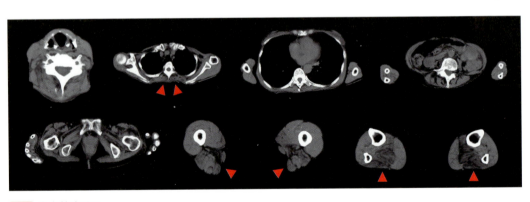

図1　全身筋肉CT
下腿三頭筋とくにヒラメ筋に強い脂肪置換が著明．傍脊柱筋，腸腰筋，大内転筋，半膜様筋，大腿二頭筋などの萎縮も目立ち（矢頭），selectivity patternがある．

電気診断のストラテジー

緩徐進行性の眼瞼下垂，嚥下障害であり，筋疾患を第一に疑う．鑑別としては重症筋無力症などの神経筋接合部疾患，運動ニューロン疾患などを一応鑑別する．

●Repetitive nerve stimulation test (3Hz)

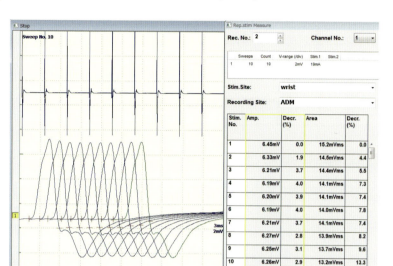

図2 尺骨神経刺激小指外転筋導出の低頻度反復刺激試験
4発目の振幅減衰率は4%であり基準（4〜5回目で10%の振幅減少）には満たない．

●Needle EMG

15-1 上腕二頭筋（Biceps brachii） MMT 5 安静時：100μV/div, 10ms/div

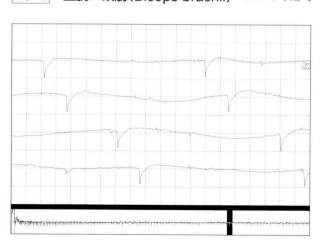

針の刺入に伴って豊富に出現する，鋭利な陽性波に引き続きなだらかに上昇，overshoot したのち基線へ回復する波形を認め，典型的な positive sharp waves（PSW）と考えられる．低振幅の陰性波形（少し離れた線維の fibrillation potential）も混在している．はじめ数種類の電位がみられたが，ある程度の時間がたつと一種類となり発火頻度も 10Hz と一定となる．

15-2 上腕二頭筋（Biceps brachii）　MMT 5　安静時：100μV, 10ms/div

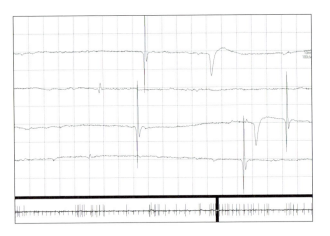

筋の一部で典型的な PSW を決めた．形態学的には典型的な fibrillation potential であるが，発火様式が Irregular fibrillation というしかない．

15-3 上腕二頭筋（Biceps brachii）　MMT 5　随意収縮：500μV/div, 10ms/div

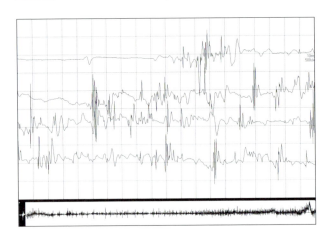

軽度の随意収縮を指示しているが MUP を分離しにくく，複数の電位が重なってみえる．比較的目立つ多相性の電位をはじめ，多くの MUP が spiky な成分を多く持っており，筋線維密度の低下が疑われる．Low-short MUP も少数みられる．静止画から動員を評価することは難しいが「同一画面に必ずしも高頻度発火でない MUP が複数みられる」ことは MUP の減少はないことが示唆される．

筋電図所見のまとめ

- **安静時活動**
  針刺入時の PSW と筋の一部で irregular fibrillation あり．
- **随意収縮**
  短持続 MUP が複数動員され，MUP の減少はない．

電気診断 軽度の活動性筋原性変化が疑われる

● Muscle biopsy（上腕二頭筋）

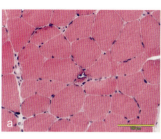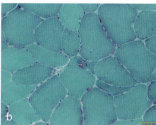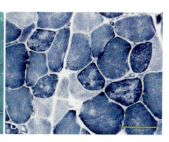

図3 左上腕二頭筋生検
a：HE．筋線維の多角性は保たれているが大小不同があり，空胞を有する線維を認める．壊死再生線維はないが中心核を有する線維を認める．
b：mGT．筋線維の大小不同を認める．縁取り空胞を有する筋線維を認める．
c：NADH-TR．moth eaten fiber を認める．

● PABPN1 遺伝子検査

表1 PABPN1 遺伝子 exon1 GCN 反復配列繰り返し回数

	（GCN）繰り返し	正常：10 回
アレル 1	10 回	—
アレル 2	14 回	リピート延長あり

Column 16

感度

　筋電計の設定項目の一つに"sensitivity"がある．これは画面上の1分画あたりに表示する振幅の大きさであり，当然 100μV/div よりも 2mV/div の方が大きな電位の全体をとらえられる．総論でも述べたように，パターン認識力の強化のために検者自身での検査開始感度（自発活動の観察は 100μV から，随意収縮活動の観察は 500μV から，など）を決めておく方が望ましい．ただ，筋電計はそもそも信号の増幅器（アンプ）とそれを記録保存する PC が組み合わさったものなので，取り込み時点での波形の情報しか PC には残らない．強収縮による干渉波形の記録で波形の頂点が画面を振り切っていた場合，後で適切な表示感度に設定しなおして再生しても，上下の振り切れた波形しか残っておらず愕然とすることがある．一方で，画面上で小さく見える状態のまま取り込んだ波形は後で拡大表示しても階段状の波形になってしまう．これは波形を取り込む際量子化レベル数は一定であるが，どの範囲の信号を量子化するかを"sensitivity"で決めているため，記録したい信号が ±2〜3div の範囲に収まるように設定すると適切に記録できる．いったん記録した波形を拡大縮小する「表示感度」は取り込み時点の「感度」とまったく同じではないことは気をつけておいたほうがよい．

oculopharyngeal muscular dystrophy(OPMD)
眼咽頭型筋ジストロフィー

📖 疾患解説

眼咽頭型筋ジストロフィー（oculopharyngeal muscular dystrophy：OPMD)とは

OPMDはきわめて緩徐に進行する優性遺伝性の筋ジストロフィーで，眼瞼下垂と咽頭筋の筋力低下による嚥下障害が成人期に選択的に起こり，本人の自覚が乏しいため進行してから受診に至ることが多い疾患である．平均48〜50歳前後に症状が出現し嚥下障害のために独歩可能な時期から体重減少や誤嚥性肺炎を起こす．上方注視制限以外の眼球運動障害は伴わないことが多いが，下肢筋力低下のために車いすを必要とする重症例もある．多くの患者はポリA結合蛋白である*PABPN1*遺伝子のエクソン1にあるアラニンをコードする繰り返し配列GCN（GCGかGCAのどちらか）が，健常人は10回のところが12〜17回に延長しており，診断のマーカーとされている．*PABPN1*はRNA転写物につながるポリA結合蛋白であり，異常があるとmRNAの量や安定性に変化が生じ，核内封入体が形成される[1]．筋病理では封入体筋炎ほど豊富ではないが縁取り空胞がみられ，診断の補助として有用である．最近は侵襲的な筋生検よりも確定診断につながる遺伝子検査を優先して検討されることが多い．治療は対症的になるが，最新の報告では動物モデルに対するウイルスベクターを用いた遺伝子治療の有効性が確認されており，臨床応用が期待されている[2]．

✏️ Lesson from the case

- 慢性経過の眼瞼下垂を伴う嚥下障害は，神経筋接合部疾患と筋疾患の可能性があり，日内変動の有無や反復刺激検査などで接合部疾患を否定したら筋生検を念頭に検査を進める．
- 慢性経過のミオパチーであっても安静時電位を認めることがある．
- Irregular fibrillationはまれであるが存在は否定されていない．

眼咽頭型筋ジストロフィーの筋電図所見

❶ OPMDの筋電図について

　OPMDの筋電図所見は通常の慢性ミオパチーの筋電図所見と何ら変わりがないが(症例6参照)，初期の報告では神経原性変化の混在がまれではないとされていた．最近の検討では筋電図ではIBMと同様に高振幅電位を認めることがあるものの，腓腹神経の振幅は保たれており末梢神経障害の合併は否定的とされている[3]．本例の筋電図では陽性棘波がみられ，活動性があることが確認された．加えて筋力低下のない筋であるが短持続多相性の複数のMUPがみられ，ミオパチーが疑われた．筋生検では一見して所見に乏しい結果であったが，NADH-TR染色ではmoth eaten fiberが認められた．神経原性疾患と異なり筋原性疾患ではmoth eaten fiberが機能的に活動電位を出しているとは限らない(この断面以外では壊死に陥っているかもしれない)ため，正味の線維密度が減少してspikyな成分を多数有する多相性電位を呈している可能性もあると思われる．

❷ 眼瞼下垂，嚥下障害をきたす患者の鑑別診断

　眼瞼下垂のみをきたした患者の場合，重症筋無力症除外のため筋電図がしばしば依頼される．重症筋無力症に伴う眼瞼下垂の場合，最も診断に有用なのは症状の日内変動であり最も重要な所見の一つである．反復刺激検査を行っても，眼瞼下垂のみを呈している場合の感度は10〜62％とされており，加齢性の眼瞼下垂と鑑別するためにはSFEMGまで行わない限り確実とはいえない[4]．一方で眼瞼下垂に伴い嚥下障害がある場合は，神経筋接合部疾患と筋疾患の可能性がありいくつかの疾患を念頭におきながら検査計画を練る必要がある(表2)．治療可能な疾患を見逃さないことが臨床では最も重要であるため，経過や所見が合わなくても重症筋無力症をはじめとした神経筋接合部疾患の否定はルーチンで行うべきである．本例ではADM導出の尺骨神経刺激低頻度反復刺激試験でごくわずかの振幅減衰がみられていたが，基準値(4〜5回目で10％以上)には満たなかった．この所見と本症との関

表2 眼瞼下垂と嚥下障害をきたす疾患

眼瞼下垂と嚥下障害をきたす疾患	代表的な筋電図所見・病理所見
重症筋無力症	反復刺激試験でdecremental response
Lambert-Eaton筋無力症候群	収縮負荷後のCMAP振幅増大
Fisher症候群	なし(SNAP軽度低下のみ)
ミトコンドリア病(CPEO)	軽度の筋原性変化，Ragged red fibers
筋強直性ジストロフィー	myotonic discharge
眼咽頭型筋ジストロフィー	筋原性変化，Rimmed vacuole
眼咽頭遠位型ミオパチー	筋原性変化，Rimmed vacuole

係は不明である．ミオパチーの中ではミオトニア症候群（Becker）などで decrement がみられることが知られているが OPMD はチャネロパチーではなく原則として decrement は生じない [5]．嚥下障害患者の鑑別診断に際し本疾患を思いつくことが OPMD の診断への近道である．

❸ Positive sharp waves(PSW) について

脱神経された筋線維はある一定期間後に，former endplate zone（かつて神経筋接合部があった部位）から自発的な活動電位を発するようになる．この活動電位は筋膜上を両方向性に伝搬して，筋腱移行部まで到達する．膜電位変動によって，周期的に同部位から活動電位が繰り返し発生する．この一本の脱神経筋線維の活動電位をformer endplate zone からやや離れたところから記録すると，電位が近づいてきて（陽性），電極直下に至り（陰性），電極を越えて遠ざかっていく（陽性）の三相性の波形が記録できる．これが fibrillation potential である．当然電極が電位発生部位に近接していれば陰性から始まるため二相性になり，筋線維から電極までが離れていれば低振幅でやや持続時間が長い電位が記録できる．針電極が当該筋線維に接触していたり，筋の損傷などで針電極を越えて電位が遠ざからない状態（電極付近で終了する状態）であれば，電位が到来する陽性波は記録できるものの電極直下で急激に上昇する陰性電位はなくなり，遠ざかる電位もないため続く陽性波も存在せず，なだらかに基線に戻る波形が形成される．これが positive sharp waves(PSW) である（総論図 11 参照 p.12）．**すなわち fibrillation potential と PSW は同じ single fiber potential を別の環境で記録したものであり，臨床的意義として大きな違いはない**．ただ脱神経初期には（針電極による）障害電位としての PSW がより早期に記録されやすいこと，波形が特徴的であるため MUP と誤認することが少ないことなどから，所見としての信頼性は高いといえよう．ただし，**病的所見ではない endplate spike も陽性波のみの場合もあるため，形態的特徴のみで終板活動(endplate activity)と区別することは難しいときもある**．そういった場合でも再現性，周期性などを考慮して判断するべきである [6]（総論**波形** W5 W6 参照 p.11, 12）．

❹ Irregular fibrillation について

15-2 では PSW 以外にまったくランダムな周期で放電する spike がみられる．Fibrillation potential は原則，規則的に放電し陽，陰，陽の三相性の形状をとるsingle fiber potential であるため持続時間は短く，spiky な波形を呈するため解釈をまちがえることは少ない．しかしながら，昔から脱神経早期などに発火間隔が不規則な類似の電位が記録されることが知られており，irregular fibrillation と記載されてきた [7, 8]．endplate spike との違いは明確ではないが，形態的には陰性−陽性の二相性ではないこと（つまり筋膜上を伝搬している），放電頻度が endplate spike ほど高くないこと（放電間隔は 70ms 以上とされる）など，周期性という点を除けばfibrillation potential に類似した特徴をもつとされる．本例でみられた電位は形態学

的には通常のfibrillation potentialと区別ができない三相性であったが，放電頻度をプロットしてみるとまったく規則性がなかった（図4）．そのため「真の」irregular fibrillationと考えられた．そもそも脱神経後の規則的な自発放電は静止膜電位および活動電位発火閾値の両方が振動することが原因とされており，様々な筋膜上のイオンチャネルの変化が背景にある[9]．一方で不規則な放電の背景機序は明確にされていないがT管系におけるNaコンダクタンスの上昇が閾値下の膜電位動揺に寄与しているという別の機序が想定されている[7]．本症例では背景にあるPSWが徐々に規則的な放電に移行していっていることおよび波形の形態から"irregular fibrillation"と診断したが，fibrillationと同定するための一番大きな手がかりが規則性である以上，endplate spikeを誤認している可能性を排除できないため，診断に用いるべきではないと記載されている[10]．

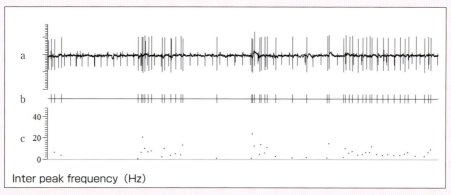

図4 irregular fibrillation
a：原データ．b：その中で不規則な電位だけを取り出したもの．c：発火頻度（前回分と今回分の放電間隔から計算された周波数［Hz］）．まったく規則性がないことが明瞭（規則的であれば同じ高さにdotが並ぶ）．複数の線維の放電が混ざった様子もない．

文 献

1) Trollet C, et al.：Oculopharyngeal Muscular Dystrophy, in GeneReviews(R), R.A. Pagon, et al.：Editors. 1993, University of Washington, Seattle
2) Malerba A, et al.：PABPN1 gene therapy for oculopharyngeal muscular dystrophy. *Nat Commun* 2017；**8**：14848.
3) Luigetti M, et al.：Oculopharyngeal muscular dystrophy：Clinical and neurophysiological features. *Clin Neurophysiol* 2015；**126**：2406-2408.
4) Bou Ali H, et al.：New strategy for improving the diagnostic sensitivity of repetitive nerve stimulation in myasthenia gravis. *Muscle Nerve* 2017；**55**：532-538.
5) Modoni A, et al.：Low-rate repetitive nerve stimulation protocol in an Italian cohort of patients affected by recessive myotonia congenita. *J Clin Neurophysiol* 2011；**28**：39-44.
6) Miller RG：AAEE minimonograph #28：injury to peripheral motor nerves. *Muscle Nerve* 1987；**10**：698-710.
7) Culp WJ, et al.：Abnormal nerves and muscles as impulse generations, 1982.
8) Daube JR, et al.：Needle electromyography. *Muscle Nerve* 2009；**39**：244-270.
9) Sekiguchi K, et al.：Fibrillation potentials of denervated rat skeletal muscle are associated with expression of cardiac-type voltage-gated sodium channel isoform Nav1.5. *Clin Neurophysiol* 2012；**123**：1650-1655.
10) Rubin DI, et al.：Clinical Neurophysiology. 4th Eds. 2016, Oxford University press.

症例 16

Myokymic discharge
大腿筋の不随意運動

> **患者：15歳男性**
>
> **主訴** 下肢のこわばり，ふるえ
>
> **病歴** 体育で長距離を走ったとき，途中で両下肢が突っ張ってこわばり，ぷるぷると震えだし走れなくなってしまった．足を曲げることができず歩けなくなったが，安静にしていると症状は改善した．夏休みに入り運動する機会がなくなったら症状は出現しなかった．秋に体育祭の練習が始まったら再び症状が出現し，安静時にも足のこわばりが出現するようになったため精査目的で入院となった
>
> **既往歴・家族歴** 特記すべきことなし．
>
> **所見** 身長166cm，体重53kg，BMI 19.2，筋萎縮．筋力低下なし，安静時の大腿四頭筋が波打つように不規則にうごめいている．
> 上肢腱反射正常，下肢筋トーヌス亢進，PTR/ATR低下，感覚障害なし．
>
> **検査値** CK 151 U/L．

Keywords

下肢こわばり，不随意筋収縮．

● 症例動画

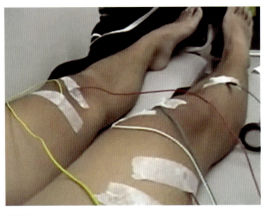

図1 大腿筋の動画
随意運動では真似ができない不規則な筋収縮を認める．少しずつ異なった部位が入れ替わり立ち替わり反復収縮するのが皮膚を通して確認され虫の蠢きのようにみえる．筋萎縮はない．

Ⅲ．発展症例編

● Muscle CT

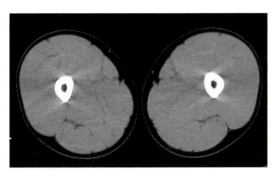

図2 大腿部筋 CT
大腿筋のボリュームは保たれておりむしろ肥大傾向．脂肪置換はない

> **電気診断のストラテジー**
>
> 下肢の腱反射が低下しているようにみえるもののトーヌスは亢進しており，持続的に筋が収縮していると考えられる．一方ビデオでは激しく高頻度の筋収縮がみられており，主訴と関連している可能性がある．こういった症例ではまず，不随意収縮が中枢性か末梢性かの見当をつけるために表面筋電図を記録する．末梢性が疑われた場合は，筋収縮が筋由来か神経由来かを神経伝導検査および針筋電図で検索する．

● Needle EMG

16-1 表面筋電図（内側広筋）　安静時：500μV/div, 0.25/div, 20ms/div

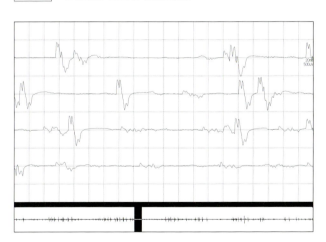

筋幅中央に活性電極，4cm 離れた部位に基準電極を配置．周波数帯域は 5〜500Hz で記録．3種類ほど運動単位と考えられる鋸歯状の波形が自発的に出現する．群化放電ではなく単一運動単位の連続発火であり末梢由来が考えやすい．一方，出現パターンが不規則で，高頻度で出現し始め，休止期を挟みまた再開するなど通常の随意収縮のパターンと異なり，不随意なものと考えられる．

Nerve conduction study（脛骨神経 MCS, F-wave）

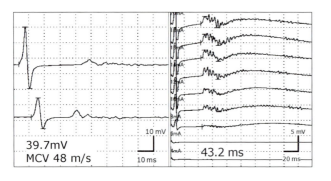

左：左脛骨神経のM波は正常だが，F波に引き続いて連続する放電を認める．
右：20ms/divとさらに縮尺を縮めて遅延電位（SIRD: stimulus induced repetitive discharge）を確認した．下から順に弱い刺激から徐々に電流を強めると，CMAPの増大に一致して最大上刺激ではないにもかかわらずF波とそれに引き続く反復電位がみられ，長時間持続する．

16-2　内側広筋（Vastus medialis）　MMT 5　安静時：500μV/div，20ms/div

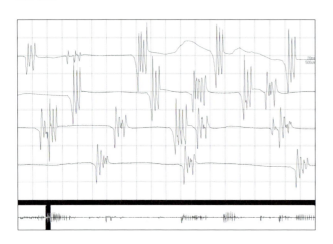

安静下で表面筋電図を記録した部位と同じ筋に針電極を刺入．7ないし8相性のpolyspike様の波形が15Hz程度で1から2秒間ほど放電しては消失する．一つの波形ははじめのspikeが約5ms周期で振幅を減じながら繰り返し放電しているようで，ミオキミア放電と考えられる．

16-3　前脛骨筋（Tibialis anterior）　MMT 5　安静時：200μV/div，10ms/div

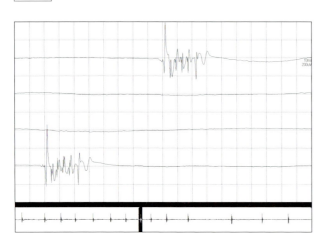

0.5～2Hzのやや不規則な周期で多相性の電位が繰り返される．電位は陽性-陰性の二相性の波形が，徐々にnotchを加えながら約5ms間隔で4回繰り返され，最後notchがなくなり停止する（図3）．典型的なミオキミア放電である．ニューロミオトニア放電は認めなかった．

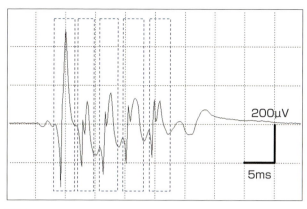

図3 ミオキミア放電

16-4 前脛骨筋(Tibialis anterior) MMT 5 随意収縮：1mV/div，10ms/div

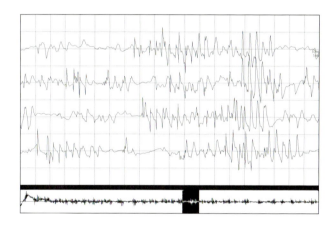

軽度随意収縮ではMUPがすべてafter dischargeを伴うミオキミア放電様になってしまい，画面を波形が埋め尽くすため一見早期干渉波形にみえる．実際には動員されているのは数個のMUPのみ．運動単位の変化は評価できない．

筋電図所見のまとめ
- 安静時活動
  ミオキミア放電がみられた．
- 随意収縮
  MUPに誘発されるミオキミア放電がみられた．

電気診断 ミオキミア放電（＋），ニューロミオトニア放電（−）

●抗VGKC複合体抗体

抗VGKC複合体抗体：158pM(正常＜100)と陽性

症例16：Myokymic discharge

Cramp-Fasciculation syndrome(CFS)
cramp-fasciculation症候群

> **Lesson from the case**
> - 不随意な筋収縮を認めたら表面筋電図で放電パターンなどを評価する.
> - 針筋電図では放電パターンに加えて波形の成り立ちから病態診断を行う.
> - 遠位筋と近位筋で異常放電の性状が異なることがあるので,可能であれば複数箇所の検査を行うことが望ましい.

検査結果報告書の作成

　針筋電図の検査結果報告書は視覚および聴覚でリアルタイムに認識し解釈した所見を,その場にいない依頼医に文字にして伝える唯一の手段でありきわめて重要である.作成にあたっては神経筋電気診断における検査計画の立案は臨床所見に依存すること,結果が診断に大きく寄与することから,検査前に病歴聴取,神経学的診察を行い,その情報を名前年齢などの患者情報に続けて記載することが多い.その下に主観的に陥りやすい検査結果に客観性をもたせ,かつ臨床的に役立てるために,①検査結果を表にして提示したもの(表),②検査結果のサマリー(文章),③結果の解釈と診断への寄与(文章)を含める[1,2].構成に決まりはないが,筋電計に標準添付されているレポート作成プログラムでは上記の3項目を記入できるスペースがある.針筋電図の表作成に関して,刺入時および安静時自発電位の有無(insertional activity, fibrillation potential, PSWなど), MUP morphology(振幅,持続時間など), MUPの量的情報(recruitment, interference)の3項目を網羅する必要があり,この評価はどうしても経験に依存する.特に随意収縮活動の評価においては,そのときの筋力を記載できないため後で困らないように検査直後に記録をするほうがよい(一つの筋の検査を終了したら代表的な波形をハードコピーして,ひとまず所見をつける.後で見直して訂正してもよいが,どれぐらいの力を入れさせていたかは正確に記憶できないため施行時の印象も大切にする).各筋の結果をその都度評価しながら次にどの筋を検索するかを決定していくために常に最後に完成する表を意識して検査を行う.検査が終了したら表は完成しているため,その表から読み取れることを文章としてサマリーにする(例:橈側手根屈筋と短母指外転筋に急性神経原性変化がみられた).このときは踏み込んだ解釈は避け,客観的な事実を述べるにとどめる.最後に臨床情報も踏まえて結果の解釈を記載(例:高位正中神経障害の臨床診断を支持する)して必ず検査施行医が署名する.可能であれば代表的な波形のハードコピーを添付するが,恣意的にならないように注意をする.最下段の結果の解釈欄しか読まない医療者も多いことを念頭に,慎重に言葉を選ぶようにしたい.

■ 文　献

1) Jablecki CK, *et al.*: Reporting the results of needle EMG and nerve conduction studies: an educational report. *Muscle Nerve*, 2005 ; **32** : 682-685.
2) Kimura J : Electrodiagnosis in Diseases of Nerve and Muscle : *Principles and Practice*. 2013 : OUP USA.

cramp-fasciculation症候群の筋電図所見

❶ cramp-fasciculation 症候群とは

　末梢神経の異常興奮性に伴う疾患群はいくつかの表現型があり，様々な名称で記載されてきた[1]．そのうちCramp-fasciculation syndromeはTahmoushらによって呼称された症候群で，名称のごとく主に下肢を中心とした筋にクランプによる痛みやこわばり，線維束性収縮が起こり日常生活が障害されるものである[2]．症状は大腿や下腿に好発しその筋の運動で誘発される．症状のある筋の筋力低下や萎縮はなく通常はけいれんや発汗過多などの中枢神経症状，自律神経症状は目立たないとされる．他疾患を背景とした類似の症状のみをきたす患者と異なるのは，筋電図上で運動神経軸索の異常興奮性を示唆する所見がみられることである．すなわちF波に引き続くafterdischarge(SIRD)や針筋電図で認められるfasciculation potentialやmultipletsなどである．通常Naチャネルblockerであるカルバマゼピンが症状緩和に有効であり，1/3の患者に抗VGKC抗体が検出される[3]．一方で末梢神経の異常興奮性がさらに亢進して，夜間睡眠中にも筋硬直がみられ，筋電図ではmyokymiaやneuromyotoniaが目立ち，発汗過多などの自律神経症状を伴う病型が後天性ニューロミオトニア(Isaacs症候群)として有名である．また，さらに意識障害やけいれんなどといった中枢神経症状が目立つものをMorvan症候群として別に表記する場合もある．Cramp-fasciculation症候群，Isaacs症候群，Morvan症候群は臨床像は異なるが，同じ神経異常興奮性を背景としている点で一連の病態といえる[4]．本例は，myokymiaが目立ったが症状は下肢に限局しており，自律神経障害はなくneuromyotonia放電は認めなかった．抗VGKC抗体は検出されたが(cramp-fasciculation症候群よりIsaacs症候群のほうが陽性率は高い)，症状がほとんど運動時にのみみられることなどからは臨床像としてはcramp-fasciculation症候群に近いと考えられ，免疫治療は行わずカルバマゼピンを投与したところ症状は軽減した．ただ本例のように当初軽症であっても抗体陽性患者では悪性腫瘍の出現や症状の進行拡大に留意していく必要がある．

❷ ミオキミア放電について

　ミオキミア放電は規則的に繰り返す反復自発放電の一つで，同一のMUPの連続放電から成り立ち，grouped fasciculationとも言われる．その特徴は，①一つの運動単位が5～60Hzでバースト状に発火する，②このバーストは数秒以内に収まるが，その回数は毎バーストごとに変化する，③バースト間の放電間隔はかなり遅く（通常2Hz以下），やや不規則であるが周期的なため"marching sound"と言われる．長い静止期を持つこともある．ミオキミア放電は臨床的に見られるミオキミアの動きに対応している[5]．ミオキミア自体は健常人においても下眼瞼などによく出現する生理的現象の一つである．ミオキミアの背景には末梢神経の異常興奮性があるとされており，近年の研究では**末梢の軸索のslow Kチャネル機能低下に伴う興奮性**

増大が一因であるとされている[6]．このような末梢神経(おそらくは運動神経の軸索末端の)の異常興奮性をきたす病態として，脱髄性ニューロパチーや放射線照射後神経叢炎だけでなく，本例のような抗VGKC抗体関連のIsaacs症候群およびその周辺疾患が知られており，病態に深く関わっていることから精力的に研究されている[1]．一方でneuromyotonia放電はミオキミア放電に類似するが，放電周期が200Hz以上(つまり発火間隔が5ms以内)とさらに発火間隔が短いMUPの連続放電であり，筋電図所見のなかでは最も高頻度発火である．徐々に振幅が減じていく高い音が変化することから"ピー"というブザー音"pinging sound"のようにたとえられる．Isaacs症候群などの最も高度な運動軸索の興奮性増大をきたす疾患でみられる．現在では，運動神経軸索の異常興奮に基づく筋電図所見はその程度によって同一スペクトラム上で理解されており，過去の「この疾患ではこの所見が見られるがこの所見はみられない」という記述も相対的なものでしかないことがわかる(図4)[5]．重要なことは，その電位の発生源がどこか(筋肉か，終板か，motor axonか，中枢か)であって，それぞれの放電のパターンから異常興奮をきたしている部位を類推することであり，原疾患を診断するうえで参考になる．

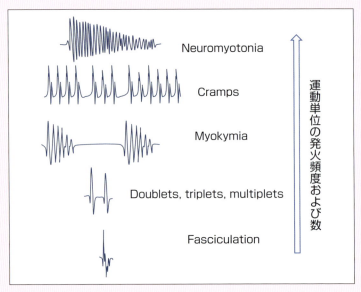

図4 運動神経軸索由来の異常興奮に基づく自発活動のスペクトラム．
興奮性が上がると反復発火する運動単位の数と頻度が上昇する．同一スペクトラム上にある所見と解釈すると理解しやすい．
(文献1から改変)．

❸ 不随意筋収縮の筋電図評価

　随意によらない筋収縮をみたとき，その現象をなんと記載するか，その由来はどこなのかを判別することは神経学の基本であるが，しばしば中枢由来か末梢由来かですら判別困難なことがある．Dyskinesia, dystonia, chorea, athetosis, ballismなどは中枢由来で間違いないが，振戦は中枢由来も末梢由来も存在する(末梢神経障

害に伴う振戦や本態性振戦の一部など）．一方myoclonusと本症例のようなfasciculation/grouped fasciculaionは視診のみで正確に区別することはときに難しく，またmyotonia/neuromyotoniaなどはdystoniaとの鑑別を要する場合もある．そのような場合に簡便で非侵襲的な表面筋電図をはじめに行うと有用性が高い[7]．方法は肉眼的に収縮がみられる筋腹に活性電極を貼付し，3～4cm遠位に基準電極をおく（双極導出になる）．できるだけ多チャンネルをもちいて，拮抗筋や動いていないようにみえる対側の同名筋，当該筋が遠位筋なら近位筋，近位筋なら遠位筋，あるいは体幹筋などに電極を貼付する．基線の動揺をさけるため，低周波遮断フィルターを50Hz以上（時定数なら0.003）にあげると，発火パターンの解析に有用である（本例は波形そのものの評価を行ったためゆるく設定した）．掃引速度を0.2～0.5/sとして，まずは安静状態で放電のパターンを確認する．中枢由来の電位は基本的に運動単位電位が単一でみられることは少なく，複数の運動単位が比較的同期して出現する（群化放電）．皮質由来のミオクローヌスのような持続時間の短い運動であっても50msぐらいの持続時間がある[8]．放電が律動的で拮抗筋と相反性に出現する場合，あるいは複数の筋で同期してまたはわずかに潜時差を持って出現する場合，phasicな放電に加えてtonicな放電を伴う場合などは中枢性を疑う．逆に放電が単一のMUPで構成されている場合，同一のMUPの反復放電で構成されている場合，複数の筋でランダムにみられる場合，睡眠中にもみられる場合は末梢性を疑い，針電極を刺入して正確な運動単位の性状を把握するべきである．さらに可能であれば超音波検査を併用すると，その動きの主体が筋束単位であるのか，筋肉単位であるのか，筋群単位であるのかが視覚的に評価できるためより理解が容易となる．本例においては，肉眼的に高度な筋の不随意収縮がみられたが，表面筋電図で末梢性が疑われ，針筋電図でミオキミア放電であると診断できた．針電極という発生源に近接することができるが情報検出の範囲が限られる手段と，表面電極という広範な情報をとらえることができるが詳細な波形分析が困難な手段の両方をうまく使い分けることで患者の全体像を把握しやすくなる．

■文献

1) Hart IK, *et al.*：Phenotypic variants of autoimmune peripheral nerve hyperexcitability. Brain 2002；**125**：1887-1895.
2) Tahmoush AJ, *et al.*：Cramp-fasciculation syndrome：a treatable hyperexcitable peripheral nerve disorder. *Neurology* 1991；**41**：1021-1024.
3) Liewluck T, *et al.*：Cramp-fasciculation syndrome in patients with and without neural autoantibodies. *Muscle Nerve* 2014；**49**：351-356.
4) 渡邊 修：免疫性神経疾患の新しい展開．脳から自律神経障害までIsaacs症候群とその周辺疾患．臨床神経学 2013；**53**：1067-1070.
5) Preston DC, *et al.*：Electromyography and Neuromuscular Disorders E-Book：Clinical-Electrophysiologic Correlations (Expert Consult-Online). Elsevier Health Sciences2012.
6) Shimatani Y, *et al.*：Abnormal gating of axonal slow potassium current in cramp-fasciculation syndrome. Clinical neurophysiology 2015；**126**：1246-1254.
7) 柴崎 浩：不随意運動：診かたと検査法．日本内科学会雑誌 2000；**89**：617-622.
8) Shibasaki H *et al.*：Electrophysiological studies of myoclonus. *Muscle Nerve* 2005；**31**：157-174.

症例 17
Central weakness
右手指筋萎縮

患者：70 歳女性

主訴 右前腕や右手が痩せてきて指の動きが困難になった．

病歴 右被殻出血後遺症にてリハビリ通院中．左上肢の麻痺は軽く，車いす自操レベルで座位での ADL は自立していた．
X-1 月．車いすを 30 分以上こいだ後から右肩関節外側に激痛が生じ，整形外科で加療していた．
X 月．右前腕や右手が痩せてきて指の動きが困難になり，箸が持ちにくくなったため紹介．

所見 短母指外転筋，背側骨間筋に筋萎縮あり，小指外転筋に筋萎縮なし．
MMT（右のみ） del. 痛みで測定できず，bic. 5，tri. 5，w.ext. 5，w.flx. 5，f.ext. 4（肢位は finger drop），f. abd. 4（手を台上にのせても 4）．
指を曲げさせると第 2 指が内転してしまい第 3 指に重なってしまう．
APB 4，FPB 4，FPL 5，tear drop sign（−），FDP Ⅱ・Ⅲ 4，FDP Ⅳ・Ⅴ 5−，Forearm pronation 5，forearm supination 4，BTR N/N，TTR N/N，左 Trömner 徴候陽性．
Light touch, pin prick での他覚的感覚異常なし．

● 症例写真

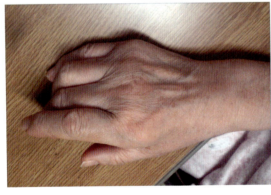
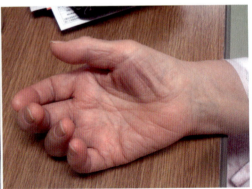

図1 右手写真
右母指球の萎縮および骨間筋の萎縮を認める．手指伸展不良が認められる．

Keywords
疼痛後の筋萎縮，亜急性の進行，小手筋麻痺．

電気診断のストラテジー

亜急性に進行する小手筋麻痺の鑑別診断を考える．
神経診察上は単一の末梢神経領域にとどまらない筋萎縮筋力低下を呈し感覚障害は明らかでない．まず暫定的に考えられる診断名（障害領域）を想定し，適合する神経生理検査所見を探しに行くという戦略をとる．

① 肩甲帯の疼痛のあとの筋力低下からは神経痛性筋萎縮症などの腕神経叢病変が考えられる
　➡ 腕神経叢病変（軸索障害）であれば遠位導出の SNAP 低下を伴うはず（神経痛性筋萎縮症では伴いにくいとの報告もあり）．
② 小手筋に限局しており，単神経障害でないことからは C8（T1）神経根障害も考えられる．
　➡ 針筋電図でその神経根支配筋に異常があるかを確認する．
③ 単一の神経支配で説明できず腱反射が保たれていることからは多発性単神経障害も考えられる．
　➡ 複数の末梢神経の SNAP に異常があるかを確認する．
④ 感覚障害が乏しいことからは motor neuron disease も考えられる．
　➡ Fasiculation potential や fibrillation potential/positive sharp wave（PSW）などの安静時電位があるかどうかを確認する．

想定される所見がすべて positive に出るとは限らない．それぞれの想定では考えにくい所見が得られたら（たとえば多発性単神経障害を想定したが障害部位を支配する感覚神経の SNAP が正常であった場合など），その想定を除外をしていく "rule out" という考え方で検査を進めていく．
常に必要最低限の検査で正しい診断にたどり着く検査項目を選択していき，確定診断にたどり着く過程が「考える筋電図」である．

●Nerve conduction study

表1 神経伝導検査結果

	DML(ms)	CMAP(mV)	MCV(m/s)	SNAP(μV)	SCV(m/s)	F-wave Lat.(ms)
Rt. Median	4.1	5.9	52	23	49	29
Rt. Ulnar	3.0	6.1	58	29	50	28

伝導速度・振幅に異常を認めない．

表2 両側内側前腕皮神経の神経伝導検査結果

MAC（medial antebrachial cutaneous nerve）	Right	Left
SNAP amp(μV)	6.5	9.5
SCV(m/s)	56	59

振幅の左右差が健側の 50% を超えると有意とみなすため，この結果は異常なし．

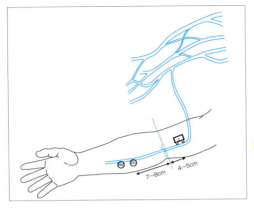

図2 内側前腕皮神経の神経伝導検査のシェーマ図
正中神経に刺激が波及しないように弱い刺激を心がける．測定誤差が大きいので必ず左右差をみる．T1由来の下神経幹の軸索障害があればSNAP振幅が低下するはずである．

●Needle EMG

17-1 短母指外転筋（Abductor hallucis brevis）
MMT 4 随意収縮：1mV/div, 10ms/div

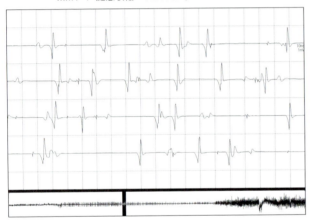

軽度随意収縮時の記録．4〜5種類のMUPがそれぞれ5〜8Hz前後で発火しており，まったく異常のない運動単位の導出パターン．MUPの形態も正常で数の減少もない．中盤からの収縮努力の増強にて干渉波の形成も良好．安静時放電も認めず正常所見と考えられる（しかし，MMTは4であることに注目）．

17-2 第一背側骨間筋（1st dorsal interosseous）
MMT 4 随意収縮：500μV/div, 10ms/div

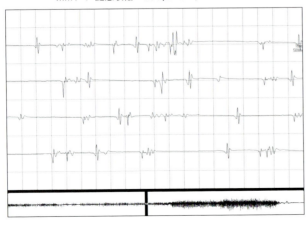

形態も動員パターンも正常なMUPが豊富に導出．定常的な筋収縮を命じているが不安定な印象がある．脱力のある筋としてはMUPの減少がないことは明らか．安静時放電なし．

17-3 第一背側骨間筋（1st dorsal interosseous）
MMT 4 随意収縮：500μV/div, 10ms/div

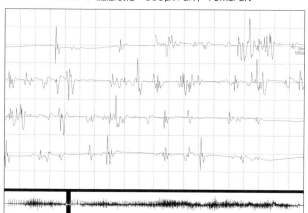

同じ筋の記録．弱収縮でも強収縮でもやはり一定の力が保持できず，放電頻度が動揺する．それぞれのMUPの動員されるパターンは正常で，放電が群化放電様になっている．

筋電図所見のまとめ
- 安静時活動
  なし．
- 随意収縮
  MUPの形態と発火パターンに異常はないが，一定の力での収縮努力の維持が困難なため群化放電様になっている．

電気診断 中枢性障害が疑われる．

●頭部MRI

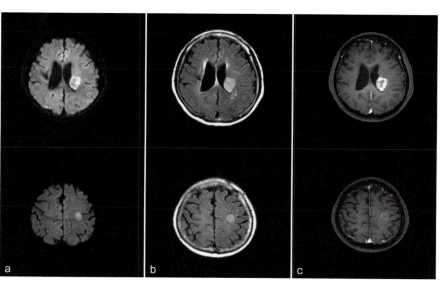

図3 頭部MRI（単純＋Gd造影後）
　a：拡散強調画像，b：FLAIR画像，c：Gd造影後T1強調画像．
左放線冠から側脳室に突出する強く造影される腫瘤性病変を認める．上方は中心溝直下の皮質下白質まで達する．

症例17：Central weakness

診断　Parietal muscular atrophy
頭頂葉性筋萎縮症（病理組織：glioblastoma）

📖 疾患解説

頭頂葉性筋萎縮症（Parietal muscular atrophy）とは

頭頂部の脳腫瘍などで対側手内筋の筋萎縮・弛緩性麻痺・感覚障害をきたす病態であり，フランス語圏では古くから報告があり1950年代にSilversteinによって詳細に記述されてからは"Silverstein's syndrome"と呼ばれている[1]．感覚障害を伴わず近位筋力低下のみ場合やAran-Duchanne型の遠位筋萎縮の場合もあるとされている[2]．病態生理についての詳細な検討はなされていないが，上位運動ニューロン障害に伴う経シナプス的な障害や皮質性感覚障害に伴う廃用性変化などが想定されている[3,4]．欧州でも画像診断が隆盛を極めて以後はほとんど報告がない．歴史的な報告をふまえた本疾患の今日的な意義は「単肢の筋萎縮を鑑別していくうえで，責任病巣が脳であることもまれながらあり得る」ことであろう．

⚡ Lesson from the case

- 小手筋麻痺の神経電気診断は多くの可能性から局在を絞り込んでいく作業であり確実に一つ一つの所見を押さえていくことが重要である．
- 末梢神経，腕神経叢，神経根，脊髄と障害部位が中枢に行くにしたがって所見はあいまいになる（末梢神経障害がもっとも確定的な所見が得られる）．
- 針筋電図で中枢性の筋力低下を診断することも可能であるが，筋電図でしかわからない末梢性を否定することが何より大切で，中枢性はむしろ詳細な神経診察で強く疑うべきである．

Column 18

外部スピーカー接続

　針筋電図は音も重要である．たとえ小さくても規則的な「時計のチクタク音」が聞こえればfibrillation potentialがあることが裏付けられるし，持続時間の長い再支配された神経原性のMUPは重低音として響いてくる．筋電計に付属のスピーカーが貧弱な場合は小型アンプの内蔵されたPC用などの外部スピーカーをつけることを推奨する．高級なものでなくても低音域が強調されるようになる．注意する点としてライン出力端子はPCに入る前のアナログ信号であるが，いったん保存されたデータを再生するときはPCでの再生になるためPCの出力端子につながったスピーカーからしか音が出なくなることぐらいである（これを解消するために筆者は安価なボタン式音声セレクターを用いていたが現在は生産中止のようだ）．外部スピーカーを接続してある程度大きな音を聞きながら検査を施行すると重要所見の見逃しが避けられるかもしれない．

中枢性麻痺の筋電図所見

❶ 筋電図による脳疾患診断

　急性発症の一肢の麻痺を呈した場合，それが遠位筋であっても，わが国では画像診断装置の普及のおかげで，神経電気診断に患者が紹介されてくるより前にかかわった医者の誰かが脳のMRIを検査していることが珍しくない．実際に手指の麻痺のみをきたす脳梗塞（isolated hand pulsy：precentral hand knobの小梗塞）はよく報告されており，神経系の医師は知っていなければならない疾患のひとつである[5]．そのため，本症例のように末梢から原因検索が始まることはむしろまれである．本症例では，もともと麻痺側は対側であり，今回の患側に筋萎縮が明らかであったこと，1か月ほどのgradualな経過であったことから，針を刺すまで中枢病変はまったく疑わなかった．本症例は画像診断ののち定位脳生検を行い，膠芽腫と診断がついた．振り返ってみると「指を曲げさせると第2指が内転してしまい第3指に重なってしまう」という所見が，同じC8-尺骨神経支配筋の中でも第一背側骨間筋など母指側の筋が相対的に弱く，かつ示指が伸展している中枢性の偽性正中—尺骨神経麻痺型の筋萎縮によく似ていることが診断のヒントになったのかもしれない[2]．

❷ 中枢性運動麻痺の針筋電図所見

　筋電図は末梢性の筋力低下の診断にもっぱら用いられているが，中枢性筋力低下の際にどのような所見をとりうるか知っておかなくてはならない．中枢からの下行性インパルスが十分でないと運動命令にしたがって発火する前角細胞が減少するため力が弱くなる．この場合，通常どおり発火閾値の低い前角細胞から動員されていくが，ある程度以上になると運動単位が動員されなくなる（これをpoor activationという）．この最大努力を命じても完全干渉に至らない所見は，意識的に最大収縮をしていない場合と区別することができない．つまり，**錐体路障害だけでなく，心因性筋力低下（転換性障害），検査に伴う疼痛，長時間検査による疲労，検者の力よりもはるかに被検筋の力が強い場合など，様々な状況で同じ所見が生じうる**[6]．錐体路障害のある患者のMUPの発火頻度を調べた研究では，一定の収縮を命じた状態での単一MUPの発火頻度は健常側より低く，また突然高頻度になったりすぐ低頻度になったりする不安定性がみられた（図4）[7]．この発火態度が複数の前角細胞にみられ，ある程度同期すると群化放電様になり，さらに同期性が高まると臨床的に振戦様になる．本症例は一見すると正常筋電図にみえるが，よく音を聞いていると放電量が一定ではなく，不規則に波を打っているようであり，これがそれぞれのMUP発火頻度が一定せず不安定である"群化放電様"の所見に他ならない．

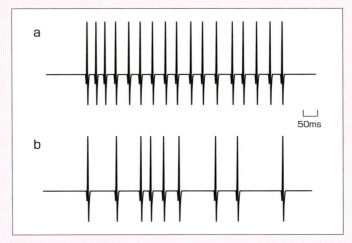

図4 筋力低下（最大干渉低下）がある筋での単一 MUP の発火パターンの模式図
同程度のトルクの収縮を命じている．上段（a：下位運動ニューロン障害）では残存した MUP が高頻度（20Hz 前後）で安定的に発火している．下段（b：上位運動ニューロン障害など）では semiregular に MUP の発火頻度が安定せず，また正常よりも高頻度にならない． (文献 6 より改変)

以上より，同じ程度の筋力低下があり干渉が低下している場合は，下位運動ニューロン障害の場合は MUP の発火頻度は亢進しており，上位運動ニューロン障害や心因性麻痺などの場合は MUP の発火頻度は変わらないか低下しているか不規則であるため鑑別が可能となる．筋萎縮性側索硬化症の Awaji 診断基準における慢性神経原性変化が「MUP 発火頻度の増大で定義される動員の減少があること．ただし有意な上位運動ニューロン障害を伴う場合は MUP の発火頻度の増大は伴わなくてもよい」と定義されていることもあり，筋電図を習得するうえでは常識として理解しておく必要がある[8]．

③ 小手筋麻痺の神経電気診断

本例では残念ながら確定診断には画像所見が必要であったが，通常小手筋麻痺の局在診断は電気生理検査が最も補助診断としての有用性を発揮できるところである（症例 3 参照）．前述のように，小手筋麻痺の鑑別においては詳細に診察を行った後に「筋電図でないとわからないこと」をひとつひとつ検索し証明していく必要がある．しかし筆者は手指麻痺の鑑別において，診察で最も大切なのは詳細な筋力低下と筋萎縮の分布であり，筋電図で最も大切なのは感覚神経の検査であると考えている．運動障害に関しては筋力低下の分布は原則 myotome に一致する．Myotome を念頭において筋力評価を行うと，末梢神経によるものでは障害部位が支配筋に限局し，神経根障害によるものでは通常上下の根と overlap するため支配筋の中でも勾配が生じていることや，慢性経過の圧迫性脊髄障害に急性の根障害が加わった場合などに，急性部分では筋萎縮の程度と筋力低下の程度に差があることなど様々なことがわかり，単位時間あたりに入手できる情報量がとても多い．そのため筋電図

を行う者は検査技術よりも診察技術を学ぶ方が重要であるといってもよい．一方，筋電図でしかわからないことは感覚神経活動電位 SNAP と伝導速度と安静時自発電位であり，なかでも重要なのは SNAP である．慢性経過の疾患では運動神経は神経再支配をするため CMAP が保たれるし，再支配を受け自発電位が明らかでなくなった筋の針筋電図では解釈に迷う神経原性変化しか得られないことが多い．しかし感覚神経は原則的に再支配しないため後根神経節より遠位側の障害であれば振幅低下が神経障害そのものを反映している．そのため小手筋の麻痺をみた場合，最も優先すべきは第 5 指導出の尺骨神経刺激 SNAP の評価である．手内筋はほとんどが C8 神経根支配を受けるため，もし左右差をもって尺骨神経刺激 SNAP の振幅が低下していれば，筋萎縮の原因は後根神経節以遠の末梢に存在することは間違いない．正常に導出された場合 C8 根障害，脊髄障害，中枢神経障害，運動ニューロン疾患とまだ多くの鑑別が残る．ただしこの検査には多くのピットフォールがあり，十分な電極間距離をとり左右差をもって評価をする癖をつける必要がある[9]．傍脊柱筋は神経節より遠位で脊髄神経から一番早く分岐する脊髄神経後枝によって支配されており，この筋に神経原性変化があれば腕神経叢より近位の障害が確定するため神経根障害の診断にはきわめて有用な筋である[10]．しかしすぐに再支配される点や支配根の上下の重なりが多いなどの理由で「異常がなくても当該髄節に障害がないとはいえない」筋であることからわが国ではあまり行われていないのが現状である．C8 神経根障害は根障害全体の多くても 10% 前後であり，脊髄症の症状がない小手筋麻痺をみた場合は，中枢から末梢までのすべての鑑別を考慮したうえで診療に臨むべきである．

■ 文 献

1) Silverstein A：Diagnostic localizing value of muscle atrophy in parietal lobe lesions. *Neurology*, 1955；**5**：30-55.
2) 平山惠三：神経症候学．1971，東京：文光堂．
3) Gastaut JL, et al.：Amyotrophy of parietal origin：Silverstein's syndrome. Clinical and electrophysiologic study. Rev Neurol（Paris）1988；**144**：301-305.
4) Barnard RO, et al.：CEREBRAL GLIOMA WITH AMYOTROPHY. *Acta Neurologica Scandinavica* 1967；**43**：167-179.
5) 北村英二，ほか：Pure motor isolated finger palsy を呈した脳梗塞の 1 例．臨床神経学 2010；**50**：527-577.
6) 園生雅弘：針筋電図　針筋電図検査の臨床応用．臨床脳波　2009；**51**：431-440.
7) Shahani BT, et al.：Abnormal single motor unit behavior in the upper motor neuron syndrome. *Muscle Nerve* 1991；**14**：64-69.
8) de Carvalho M, et al.：Electrodiagnostic criteria for diagnosis of ALS. *Clin Neurophysiol* 2008；**119**：497-503.
9) 関口兼司，ほか：逆行性感覚神経伝導検査におけるディスポーザブル貼布型表面電極の貼布位置による比較．臨床神経生理学　2010；**38**：322.
10) Wilbourn AJ, et al.：AAEE minimonograph #32：the electrophysiologic examination in patients with radiculopathies. *Muscle Nerve* 1988；**11**：1099-1114.

モノポーラー（単極）針と single fiber（単線維）針

　本書で解説しているのは同心針電極（コンセントリック針）で，筋電図に用いられる針は他にもモノポーラー（単極）針がある．モノポーラー針は針先の先端部すべてが陰極であり，陽極は針刺入部近傍の皮膚上においた表面電極である．そのため検出範囲が大きく，また針先の周囲 360 度が記録対象となる．それに対し 1929 年に Adrian と Bronk によって開発された同心針電極は，針の片面側のみ 15 度の角度で切れ込みが入っており，カニュラと呼ばれる外套の中に入っているワイヤ電極が楕円形に露出している．ここがコアと呼ばれる陰極部分で，外套全体を陽極としているため，限局した電位を安定して記録することが可能でわが国ではこちらが用いられることが多い．ただし pick up area が半球状となっており検出範囲が限られていること，単極針と比べ振幅が小さくなることを知っておく必要がある．シングルファイバー針は針先の側面に直径 25μm というきわめて小さな陰極を露出させ，近傍の 1〜2 本に由来する電位のみを記録するように設計された電極で，SFEMG を記録することに用いられた．ただディスポーザブルのものがなく高価なので，現在はコンセントリック針が SFEMG でも用いられるようになっている．針筋電図で評価をしている MUP は針先周囲のきわめて小さな情報であるが，その最小単位はシングルファイバー針などで記録した単線維筋電位（single fiber potential）である．Fibrillation potential や PSW も単線維筋電位である．このような数本の筋線維の情報だけでは全体像との対比ができないので，もう一つ電極を刺して陽極とし，単線維筋電位をトリガーとして MUP 全体を検出しようとしたものがマクロ EMG であるが一般には用いられない．MUP 全体はコンセントリック針で確認でき，その筋の MUP の合計は神経伝導検査における CMAP で確認できる．どの電極で何を見ているのかを常に意識しておく．

索引

● 和名索引

あ
アルコール関連神経筋障害 …………… 124
アルコール性ミオパチー ……………… 125

う
運動終板 …………………………………… 91
運動単位 …………………………………… 5
　――電位 ………………………………… 6,7

え
遠位型ミオパチー ……………………… 133
嚥下困難 ………………………………… 152

お
オシロスコープモード …………………… 9

か
下位運動ニューロン障害 ………………… 23
仮性肥大 …………………………………… 74
下腿後面筋の筋委縮 …………………… 128
活性電極 …………………………………… 2
活動性筋原性変化 ……………………… 41,77
眼咽頭型筋ジストロフィー …………… 156
眼瞼下垂 ………………………………… 152
干渉 ………………………………………… 23
関電極 ……………………………………… 2
感度 ……………………………………… 155
寒冷麻痺 …………………………………… 50

き
基準電極 …………………………………… 2
強皮症 …………………………………… 110
強皮症関連ミオパチー ………………… 116
記録感度 …………………………………… 16
筋線維束性収縮 …………………………… 64
筋線維密度 ……………………………… 17,34

く
首下がり ………………………………… 146

け
頸椎症性神経根症 ……………………… 151
頸椎症性脊髄症 ………………………… 146

こ
高 CK 血症 ………………………………… 36
抗 MDA-5 抗体 …………………………… 104
抗 SRP 抗体陽性 ………………………… 148
高振幅電位 ………………………………… 21
後天性ニューロミオトニア …………… 165

さ
再支配 …………………………………… 17,20
三相波 ……………………………………… 3

し
サンプリング周波数 ……………………… 63
軸索障害 …………………………………… 22
ジストロフィノパチー …………………… 79
刺入時電位 ……………………………… 112
自発放電 …………………………………… 9
若年性一側上肢筋萎縮症 ………………… 50
重症筋無力症 …………………………… 153
周波数帯域フィルター …………………… 9
終板 ………………………………………… 19
　――棘波 ………………………………… 10
上位運動ニューロン障害 ………………… 23
小手筋 ……………………………………… 50
　――麻痺 ……………………………… 168
心因性 ……………………………………… 23
　――筋力低下 ………………………… 173
神経筋接合部 …………………………… 3,18
神経筋接合部疾患 ……………………… 153
神経根障害 ……………………………… 151
神経末端 …………………………………… 18
深指屈筋 …………………………………… 96

す
錐体路障害 ……………………………… 173

せ
脊髄性筋萎縮症 ………………………… 33
接触伝導 ………………………………… 141
接地電極 …………………………………… 2
線維自発電位 ……………………………… 11
線維束攣縮電位 …………………………… 13
先天性ミオパチー ……………………… 133

そ
掃引速度 …………………………………… 16
早期動員 …………………………………… 22
　――傾向 ………………………………… 38

た
大酒家 …………………………………… 120
多相性 ……………………………………… 18
　――電位 ………………………………… 18
脱神経 ……………………………………… 20
脱同期化 ………………………………… 113

ち
遅延電位 …………………………………… 21
遅延動員 …………………………………… 22
力と運動単位 ……………………………… 24
超音波ガイド下穿刺 ……………………… 58

177

て				
低振幅電位	117		複合反復放電	15,16

て
- 低振幅電位 …… 117
- 低密度 …… 21
- 定量的評価 …… 109
- 手指振戦 …… 54
- 転換性障害 …… 173

と
- 動員 …… 6,22
- 同心型針電極 …… 2
- 頭頂葉性筋萎縮症 …… 172

ね
- ネマリンミオパチー …… 132

は
- 反復刺激試験 …… 157

ひ
- 表面筋電図 …… 167
- 平山病 …… 50

ふ
- 不安定運動単位電位 …… 20
- 封入体筋炎 …… 18,93
- 不関電極 …… 2

ほ
- 傍脊柱筋 …… 70
- 放電頻度の増加 …… 22
- ポリオ後筋萎縮症 …… 60

ま
- 慢性ミオパチー …… 22

み
- ミオキミア放電 …… 14,163
- ミオトニー放電 …… 14,122
- ミオパチー …… 21
- ミトコンドリアミオパチー …… 22

め
- 免疫介在性壊死性ミオパチー …… 148

よ
- 陽性鋭波 …… 12
- 容積伝導体 …… 3

ら
- ラスターモード …… 9

わ行
- ワーラー変性 …… 20

●欧名索引

A
- A-D 変換 …… 63
- ALS …… 23
- Awaji 基準 …… 72

B
- band pass filter …… 9,16
- Becker 型筋ジストロフィー …… 79

C
- C8 神経根障害 …… 51
- central weakness …… 168
- complex repetitive discharge …… 136
- complex form fasciculation …… 72
- contraction fasciculation …… 61
- cramp-fasciculation 症候群 …… 164
- CRD …… 15,16

D
- desynchronization …… 112
- distal myopathy …… 128
- dive-bomber sound …… 126

E
- early recruitment …… 22,36
- endplate spike …… 10,11,107
- ephaptic transmission …… 141

F
- fasciculation potential …… 13
- fibrillation potential（Fib） …… 11

G
- Giant MUP …… 54
- giant potential …… 17

H
- high amplitude MUP …… 33
- hypomyopathic dermatomyositis …… 105

I
- immune mediated necrotizing myopathy …… 148
- insertional potential …… 112
- interference …… 23
- Isaacs 症候群 …… 165

L
- late recruitment …… 22,23
- low amplitude MUP …… 110
- low-short MUP …… 117

M
- manifesting carriers …… 79
- MEPP …… 91

MLPA 法	79	PPMA	60	

M
- MLPA 法 … 79
- monomelic amyotrophy … 46
- Morvan 症候群 … 165
- motorcycle sound … 126
- motor neuron disease … 69
- motor point … 45
- MUP … 6
- myokymia … 165
- myokymic discharge … 160
- myokymic potential … 14
- myotonic discharge … 14,120

O
- oculopharyngeal muscular dystrophy(OPMD) … 156
- oblique atrophy … 50
- overlap 症候群 … 116

P
- picket fence pattern … 60
- poor activation … 173
- positive sharp waves(PSW) … 12,152

P (cont.)
- PPMA … 60

R
- recruitment … 6,22
- ――pattern … 22

S
- satellite potential … 144
- seashell murmur … 91
- segmental necrosis … 41
- selectivity pattern … 75,152
- sensitivity … 155
- single oscillation … 60
- SIRD … 165
- SMA … 33
- split hand sign … 51
- SSc associated myopathy … 116

U
- ulnar neuropathy at elbow(UNE) … 46
- unstable MUP … 20,70

- JCOPY 〈㈳出版者著作権管理機構 委託出版物〉
  本書の無断複写は著作権法上での例外を除き禁じられています．
  複写される場合は，そのつど事前に，㈳出版者著作権管理機構
  （電話 03-3513-6969，FAX03-3513-6979，e-mail：info@jcopy.or.jp）
  の許諾を得てください．
- 本書を無断で複製（複写・スキャン・デジタルデータ化を含みます）
  する行為は，著作権法上での限られた例外（「私的使用のための複
  製」など）を除き禁じられています．大学・病院・企業などにお
  いて内部的に業務上使用する目的で上記行為を行うことも，私的
  使用には該当せず違法です．また，私的使用のためであっても，
  代行業者等の第三者に依頼して上記行為を行うことは違法です．

症例から考える 針筋電図
―神経筋疾患の診断にどう活用するか―

ISBN978-4-7878-2264-2

2017年12月10日　初版第1刷発行

著　者	関口兼司，幸原伸夫
発行者	藤実彰一
発行所	株式会社　診断と治療社
	〒100-0014　東京都千代田区永田町2-14-2　山王グランドビル4階
	TEL：03-3580-2750（編集）　03-3580-2770（営業）
	FAX：03-3580-2776
	E-mail：hen@shindan.co.jp（編集）
	eigyobu@shindan.co.jp（営業）
	URL：http://www.shindan.co.jp/
装　丁	株式会社　ジェイアイ
印刷・製本	株式会社　加藤文明社

© Kenji SEKIGUCHI, Nobuo KOHARA, 2017. Printed in Japan.　　　　［検印省略］
乱丁・落丁の場合はお取り替えいたします．